文成天縱

本草品彙精要珍抄二種

BENCAO PINHUI JINGYAO ZHEN-CHAO ER ZHONG

〔明〕劉文泰 等 纂

1

廣西師範大學出版社
GUANGXI NORMAL UNIVERSITY PRESS
·桂林·

圖書在版編目（CIP）數據

本草品彙精要珍抄二種 ： 全 8 册 / （明）劉文泰等纂. -- 影印本. --桂林 ： 廣西師範大學出版社，2022.1
ISBN 978-7-5598-4493-4

Ⅰ. ①本… Ⅱ. ①劉… Ⅲ. ①本草－中國－明代 Ⅳ. ①R281.3

中國版本圖書館 CIP 數據核字（2021）第 240539 號

廣西師範大學出版社發行
（廣西桂林市五里店路 9 號　郵政編碼：541004
網址：http://www.bbtpress.com）
出版人：黄軒莊
全國新華書店經銷
三河弘翰印務有限公司印刷
（河北省三河市黄土莊鎮二百户村北　郵政編碼：065200）
開本：889 mm × 1 194 mm　1/16
印張：194　　字數：3 104 千
2022 年 1 月第 1 版　　2022 年 1 月第 1 次印刷
定價：9600.00 元（全 8 册）

總目錄

第一册目録

〔一〕此字剜補，原文當爲『十三』。

〔一〕 此見於本冊之末。『十四』之旁有小字『十三』，提示此卷實爲原本卷十三。

〔二〕 此藥前原書有藿香、何首烏、商陸、威靈仙、牽牛子、萞麻子六味藥，被錯簡到原書第十二冊（本書第六冊頁二六三後）。故此藥名前的文字屬『萞麻子』條之尾。

本草品彙精要（一）

本書爲明劉文泰等奉敕纂修的彩繪本草（一五〇五）。影印底本（以下簡稱『底本』）爲該書明代晚期手抄彩繪本。

形制

索書號一七四〇二。殘存十三册，十一卷。書高三十二點八釐米，寬二十一點二釐米。版框高二十五點一釐米，寬十八釐米。每半葉八行，行十六字，雙行小字同。粗朱口，四周雙邊，雙紅魚尾。朱絲欄。工筆楷書，朱墨分書，精寫文本。

各册卷次序號連續，但有剜補改動者。經與原書最早的弘治本核對，底本實存原書的卷一、二、十三、二十四、二十八、二十九、三十、三十二、三十四、三十五、四十，共十一卷（有圖二百六十七幅）。底本深藍封面，無書名簽。正文無卷首一册（原書卷首含題詞、進本草品彙精要表、纂修官員職名、序例、神農本經例、總目録等）。首册首行題『本草品彙精要卷之一』，其下有四方陽文朱印：『平壽陳長貞藏圖籍印』『項子京家珍藏』『滄葦』『季振宜印』。卷末有陽文朱印『虞山錢曾遵王藏書』。其餘各册還有朱印『毛氏子晋』『李大斗印』『季振宜藏書』『曾爲古平壽郭申堂藏』等印記。以下各册多數爲每册一卷，只有兩卷分别被分成兩册。多數卷前有分目録，無責任人署名。各藥之前或有手繪五彩藥圖若干幅。

内容提要

明《御製本草品彙精要》原書四十二卷，圖文并茂，是明代唯一的官修本草。與唐、宋官修本草以儒臣爲主、醫家爲輔不同的是，此書由醫官單獨編纂，太醫院院判劉文泰爲第一總裁。按古代官修書局慣例[一]，總裁乃編纂事務主持人，故後世書志多載本書爲劉文泰等撰。該書在版刻時代，却選擇了不利於書籍傳播的朱墨分書、手寫手繪形式。弘治十八年（一五〇五）《御製本草品彙精要》編成，次月孝宗病故，劉文泰獲罪，此書遂深藏宮中，罕爲人知，未能對明清醫藥產生任何影響。

〔一〕傅再希：《〈本草品彙精要〉的評價問題》，《江西中醫藥》一九八二年第二期，第八頁。

原書收藥一千八百一十五種，按宋《證類本草》分類方式列十部，四十二卷。其資料主體亦取自宋《證類本草》，僅增補少量新藥物、新資料及解説（見『謹按』之下），并由王世昌等八名畫師繪製彩色藥圖一千三百六十七幅。其中仿繪或改繪宋《本草圖經》墨綫圖六百九十九幅，新增繪圖六百六十八幅〔一〕，由專業畫家寫生繪成的諸多藥圖極爲精美準確，是爲該書最大的亮點。各藥解説采用分項（分二十四項，如名、苗、地、時、味、性、氣、臭等）説藥方式，此雖較《本草綱目》分八項要早，但由於分項瑣屑，原書不爲人知，故未能對明清本草産生實際影響。

底本抄繪自《御製本草品彙精要》，但封面無書名簽。共殘存十三册，各册卷首所題卷次多數經過剜補，并非原來卷次（詳見『目録』）。經與日本杏雨書屋藏《御製本草品彙精要》弘治原本對照，該底本的裝幀、版式行格、朱墨分書、五彩手繪藥圖、主體内容、字體等，均可證明爲明代抄本。卷首均題書名爲《本草品彙精要》。書中乍看無任何可證實其抄寫年代的文字。有將此本訂作『弘治彩繪副本』者〔二〕，從底本圖文外觀來看，確極似弘治本，但仔細考察，兩者仍多有不同。底本抄寫字體字形略扁，若干字的寫法略異（如『穴』『石』等字），足以證明并非同一寫手。諸藥圖圖名均爲深藍底，四周黄色雙邊，用戒尺畫成，藥名亦爲黄色，與弘治本如出一手，藥圖與圖名則不然。底本藥圖的色彩偏深，甚至變黑，這可能是保管不當、氧化過度造成的，但其繪圖精細，與弘治本難分伯仲，多數藥圖相似度極高。我國現無《本草品彙精要》弘治原本存世，此本爲今存保留該書圖文最多最早的明抄繪本，對窺見原書真貌及學術考察具有重要作用。

由於底本卷二圖文幾乎全爲新撰新繪，故絶非弘治副本。要判定該底本的年代，有必要以底本卷二爲突破口，尋找證據。底本卷二爲玉石部，其分目録、卷尾『一十七種陳藏器餘』與弘治本全同。但卷二正文諸藥的藥圖無一相同，文字（包括藥名下的屬性）亦多不同。由於玉石部藥物難以用繪圖法表現特徵，故古本草多數此類藥圖屬於示意圖，對考察繪成年代意義不大。在文字方面，底本卷二在四味藥下缺少弘治本的『謹按』。『謹按』是《品彙》編者的新增解説，屬於弘治原本的標志性内容。這四味藥是『太一餘糧』『扁青』『爐甘石』『鵝管石』。更有意義的是，底本『爐甘石』條下不僅没有『謹按』，而且該藥的大字正文，以及『名』『地』兩項下竟全部摘抄自《本草綱目》卷九『爐甘石』。這説明底本的抄寫年代在《本草綱目》問世（一五九三）之後。『爐甘石』在《本草品彙精要》中屬於『今補』藥（即新增藥），

〔一〕鄭金生：《明代畫家彩色本草插圖研究》，《新史學》二〇〇三年卷十四第四期，第七九頁。

〔二〕〔明〕劉文泰撰，曹暉校注：《本草品彙精要》，北京：北京科學技術出版社，二〇一九年，第二五頁。

但底本却注爲『名醫所録』，可見底本的抄繪者醫藥水準甚低，不了解原書的新增藥物與體例。據以上考察結果，底本抄成年代當在明萬曆後期。至於底本卷二的分目録與『一十七種陳藏器餘』與弘治原本基本相同，是因爲《品彙》有總目録，內有卷二的內容。『一十七種陳藏器餘』全部抄録自《證類本草》，故底本與弘治原本能保持一致。

造成底本卷二整卷的原圖文缺失的最大的可能性，是能提供抄繪複製的《本草品彙精要》副本原書缺脱卷二。爲了保持全書的完整性，抄繪者依據原本總目録及其他卷次的體例，按抄繪者的意願補繪藥圖，并從《證類本草》等書中摘取資料，拼湊成新的卷二。支持這一推測的證據有二：其一，明末文俶《金石昆蟲草木狀》未能轉繪弘治原本卷二的全部十九幅圖。其二，清安樂堂本抄繪《本草品彙精要》卷二的圖文也完全不同於弘治原本及今影印底本。由此可見，明代確實存在一種能輕易供外界複製，但原缺卷二的《本草品彙精要》副本。

底本抄寫年代晚於弘治原本，但其抄繪的圖形、字體、行格等又與弘治本非常接近，這提示抄繪者本身可能就是明宮廷畫師之一。此推論的依據是：《本草品彙精要》編成之後，基於該書，又衍生出《食物本草》《補遺雷公炮製便覽》《金石昆蟲草木狀》等多種後續本草彩繪圖譜，其中前兩書都是宮廷畫師編繪，故其書的字體、形制，乃至圖繪風格等，都與《本草品彙精要》非常接近。因此，本次影印的底本近似弘治原本，可能是明宮廷某畫師再次複製《本草品彙精要》，但因時間已晚到明末，且未必是由畫院集體有組織複製，故無法取得《品彙》全本作仿繪底本，只能采用能供複製、原缺卷二的那套《本草品彙精要》。

由《品彙》衍生的各種畫家轉繪的本草圖譜，畫師們往往發揮技藝，重繪其中的某些藥圖〔一〕。底本的轉繪者也是如此。底本僅有原書四十二卷中的十一卷，除卷二外，其他卷中也有少數藥圖被改繪，例如第十册果部，新繪了『草荳蔻』圖，替換了弘治原本的『山薑花』圖，新繪的『草荳蔻』圖更符合文字內容。第十三册菜部，『苦瓠』圖重繪，瓠瓜形狀不同。『茄』圖僅繪兩長茄，弘治原本乃整個的茄棵。這兩種植物皆爲日常蔬菜，故畫士技癢，寫生重繪圖形。其他殘脱的三十一卷會有多少幅新改繪的藥圖，現已無法得知。僅憑以上三圖，以及補輯撰繪的卷二，均已説明此底本絶非弘治本的副本，而是明晚期的抄繪本，其責任人很可能是明宮廷畫院的畫師。

該底本雖爲殘本，但因其中的藥圖最接近《品彙》弘治本，又有二十一幅新繪圖，因此十分珍貴。以往此本從未影印過，故選入本叢書予以影印，以供研究之用。

〔一〕鄭金生：《明代畫家彩色本草插圖研究》，《新史學》二〇〇三年卷十四第四期，第六五至一二〇頁。

著録及傳承

該書未見明清書志記載，僅清乾隆二十一年（一七五六）宮廷收藏的《御藥房醫書總檔》記載《御製本草品彙精要》四套（函）、《本草品彙精要》四套（函）〔一〕。至一九二〇年代該書才首次爲世人所知。但在此以前，該書在書畫界輾轉傳抄或摹繪，醫藥界却從無人知曉。明李時珍雖然曾在太醫院供職，亦不知有此書存世。近代以來，有關該書的各種現存傳本研究報導甚多。其中本影印底本於一九八三年首次見於報導〔二〕，一九八九年《歷代中藥文獻精華》著録〔三〕，二〇〇七年《中國中醫古籍總目》再次記載〔四〕。此後又陸續有研究新進展〔五〕。

據原中國國家圖書館丁瑜先生考訂〔六〕，以及國圖學者的後續研究，該底本項子京、毛子晋、錢曾、季振宜等明清諸藏書大家的藏書印皆僞。以上藏書家中撰有藏書目者絲毫未提及《本草品彙精要》一書，明末清初亦無該書流向社會的記載，此可爲底本諸藏書家印記皆僞的旁證。但該抄本每册之首均有『平壽陳長貞藏圖籍印』，鈐印位置皆固定在首行右下，此是該抄本持有者的印記。陳長貞，字起元，山東濰縣人。清同治、光緒間醫家，世習醫，舊藏醫書甚富〔七〕。該書印記中的『平壽』地名即今濰坊。陳氏爲民間普通醫生，書商無需借用其印以抬高其價值。又該抄本之『曾爲古平壽郭申堂藏』印，印主郭申堂，據載〔八〕即郭祐之（？至一八九一），字申堂。清末山東濰縣人。有著述多種，嘗輯《續齊魯古印攈》十六卷（一八九二）〔九〕。郭、陳二氏爲同鄉，這兩人的印記表明，該底本流傳社會的時間，最晚在清光緒年間，至於該抄本如何流出宮外，繼而輾轉爲國圖收藏的過程，尚無可考。

〔一〕〔清〕劉玉、潘鳳等編：《御藥房醫書總檔》，首頁（影印件）。

〔二〕鄭金生：《中藥書籍資料的查找與利用（五）——本草圖譜的概括與查找》，《中藥材科技》一九八三年第六期，第三九至四一頁。

〔三〕尚志鈞、林乾良、鄭金生：《歷代中藥文獻精華》，北京：科學技術文獻出版社，一九八九年，第二七二至二七七頁。

〔四〕薛清録主編：《中國中醫古籍總目》，上海：上海辭書出版社，二〇〇七年，第二〇一頁。（該書所載殘存卷次中，『二十四～二十六』爲『二十四、二十八、二十九』之誤。）

〔五〕鄭金生：《明代畫家彩色本草插圖研究》，《新史學》二〇〇三年卷十四第四期，第七三至七四頁；〔明〕劉文泰撰，曹暉校注：《本草品彙精要》，北京：北京科學技術出版社，二〇一九年，第二四頁。

〔六〕〔明〕劉文泰撰，曹暉校注：《本草品彙精要》，北京：北京科學技術出版社，二〇一九年，第二四至二五頁。

〔七〕劉悦：《國家圖書館藏明抄彩繪本〈本草品彙精要〉版本考察》，《文津學志》第十一輯，北京：國家圖書館出版社，二〇一八年，第九六至一〇三頁。

〔八〕李經緯主編：《中醫人物詞典》，上海：上海辭書出版社，一九八八年，第三一七頁。

〔九〕王紹曾、沙嘉孫：《山東藏書家史略》（增訂本），濟南：齊魯書社，第二八五至二八六頁。

本草品彙精要卷之一

玉石部上品之上

一十種神農本經（朱字）

二種名醫別錄（黑字）

五種宋本先附（注云宋附）

三種海藥餘

一十八種陳藏器餘

已上總三十八種

内二種今增圖

丹砂　雲母石　玉屑

玉泉　礬石　緑礬宋附

柳絮礬宋附　消石　芒消

朴消甜消附　玄明粉宋附今增圖　馬牙消宋附今增圖

生消宋附　滑石　石膽

空青　曾青

三種海藥餘

車渠　金線礬　波斯礬

一十八種陳藏器餘

金漿　古鏡　勞鐵

神丹　鐵鏽　布鍼

銅盆　釘棺下斧聲　枷上鐵釘

黃銀　石黃　石脾

諸金　水中石子　石漆

燒石　石藥　研朱石槌

本草品彙精要卷之一

玉石部上品之上

石之石

丹砂 無毒

石穴生

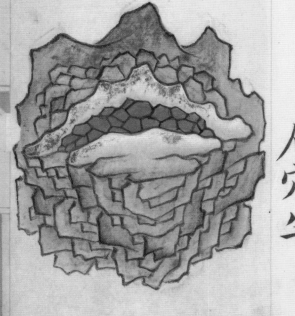

辰州丹砂

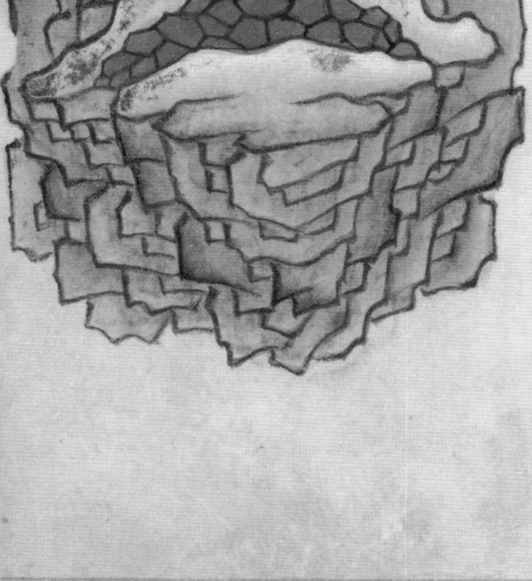

宜州丹砂

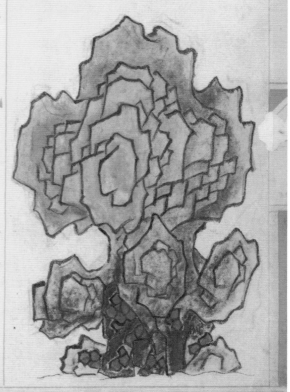

丹砂出神農本経主身體五臟百病養精神安魂魄益氣明目殺精魅邪惡鬼久服通神明不老能化為汞以上朱字神農本経通血脉止煩滿消渴益精神悅澤人面除中惡腹痛毒

氣疥瘻諸瘡輕身神仙以上黑字名醫所錄

名

雲母砂　馬齒砂　豆砂　末砂

土砂　石砂　朱砂　真朱

光明砂　馬牙砂　無重砂

越砂　鹿蔌砂　妙硫砂

白庭砂　金座砂　梅栢砂

白金砂　澄水砂　玉座砂

辰錦砂　芙蓉砂　陰成砂

箭簇砂　曹末砂　鏡面砂

平面砂　神末砂　金星砂

巴砂

地

圖經曰丹砂生符陵山谷今出辰州宜州階州而辰州者最勝謂之辰砂生深山石崖間土人採之掘地數十尺始見其苗乃白石耳謂之朱砂牀

砂生石上其塊大者如雞子小者如石榴子狀若芙蓉頭箭簇連牀者紫黯若鐵色而光明瑩澈碎之嶄巖作墻壁又似雲母片可析者真辰砂也無石者彌佳過此皆淘土石中得之非生于石牀者 陶隱居云 出武陵西川諸蠻夷中皆通屬巴地謂之巴砂仙經亦用越砂出廣州臨津者二處並好惟光明瑩澈為佳如雲母片者謂之雲母砂如樗蒲子紫石英形者謂馬齒砂亦好如大小豆及大塊圓滑者謂豆砂細末碎者謂末砂此二種麄不入藥用
但可畫用爾

時 生無時 採無時

質 光明瑩澈如雲母可析者良

色 赤

味 甘

性 微寒

氣 氣薄于味陰中之陽

臭 朽

主 鎮心安魂魄

反 畏鹹水

製

雷公云凡使宜須細認尚有百等有妙硫砂如拳大或重一鎰有十四面面如鏡若遇陰沉天雨即鏡面上有紅漿汁出有梅栢砂如梅子大夜有光生照見一室有白庭砂如帝砵子大面上有小星現有神座砂金座砂玉座砂不經丹竈服之而自延壽命次有白金砂澄水砂陰成砂辰錦砂芙蓉砂鏡面砂箭簇砂曹末砂土砂金星砂平面砂神末砂不可一一細述也夫修事朱砂先于一靜室內焚香齋沐然後取砂以香水浴過了拭乾即碎搗之後向鉢中更研三伏時竟取一甕鍋子著研了砂于内用甘草紫背天葵五方草各剉之著砂上下以東流水煮亦三伏時勿令水火

闕失時候滿去三件草又以東流水淘令淨乾瞭又研如粉用小甕瓶子盛又入青芝草山鬚草半兩蓋之下十斤火鍛從巳至子時方歇候冷再研似粉如要服則入熬蜜丸如細麻子大空腹服一丸如尋常入藥乳極細水飛過用

治療

藥性論云鎮心幷尸疰風日華子云潤心肺療瘡疥瘑息肉服幷塗用別録云傷寒時氣溫疫頭痛壯熱脉盛纔一二日時者以一兩水煑一升頓服覆衣被取汗即瘥又療小兒未滿月驚着似中風欲死者以新汲水濃磨汁塗五心上立瘥

〔合治〕以一兩水煑數沸爲末合酒服療妊婦子死腹中不出

〔贋〕武都仇池雄黃挾雌黃者名爲丹砂方家亦往往俱用此爲僞矣

石之石

雲母石 無毒 土石生

江州雲母

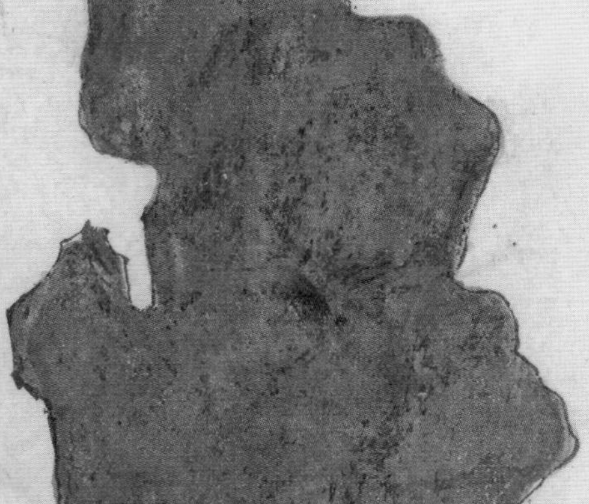

兗州

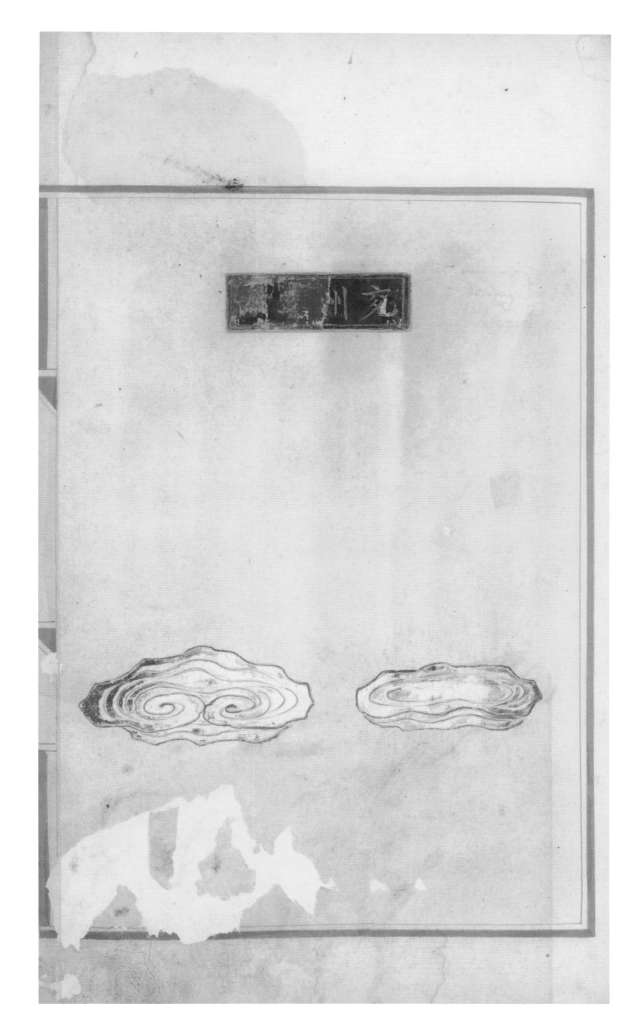

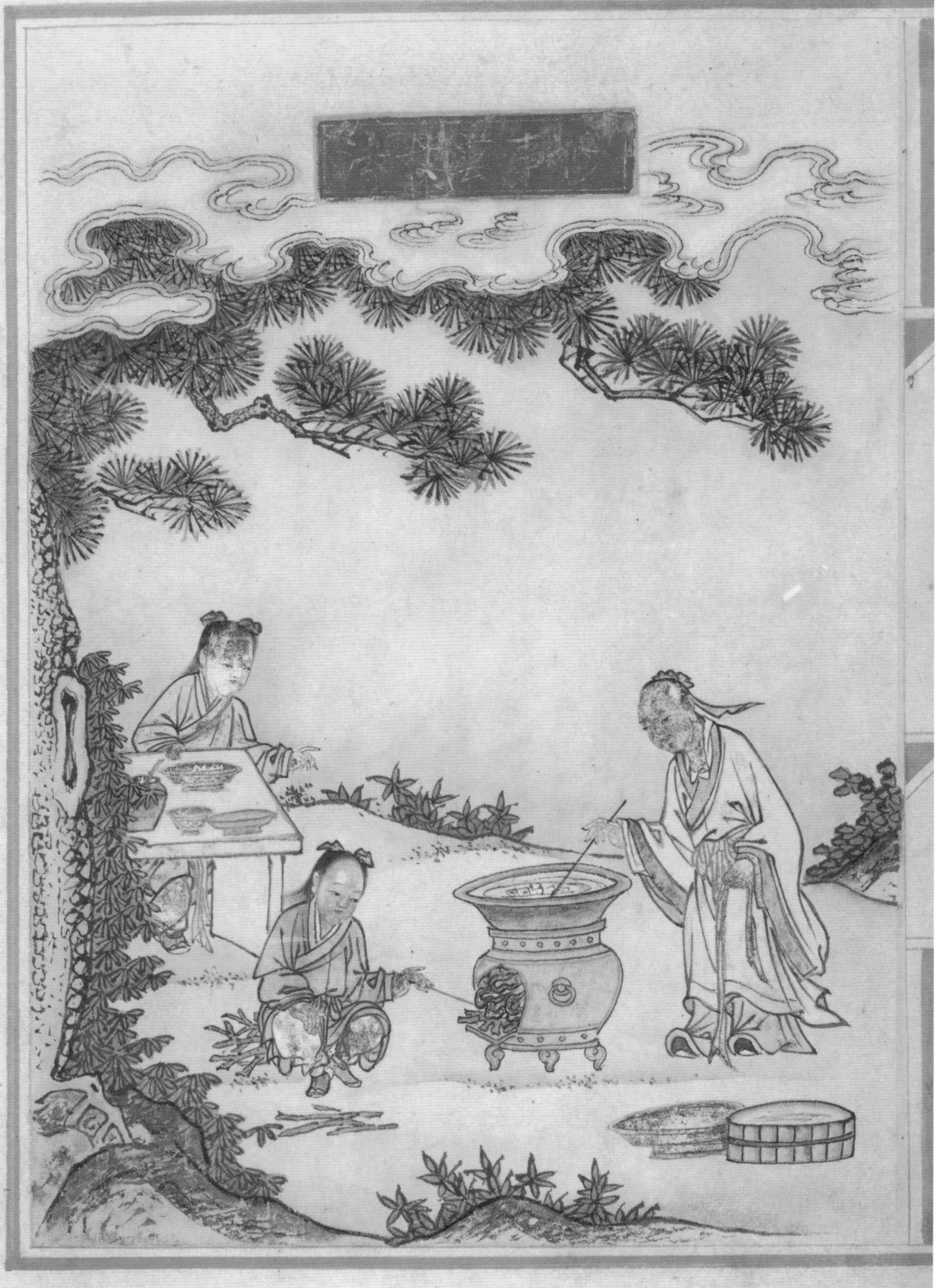

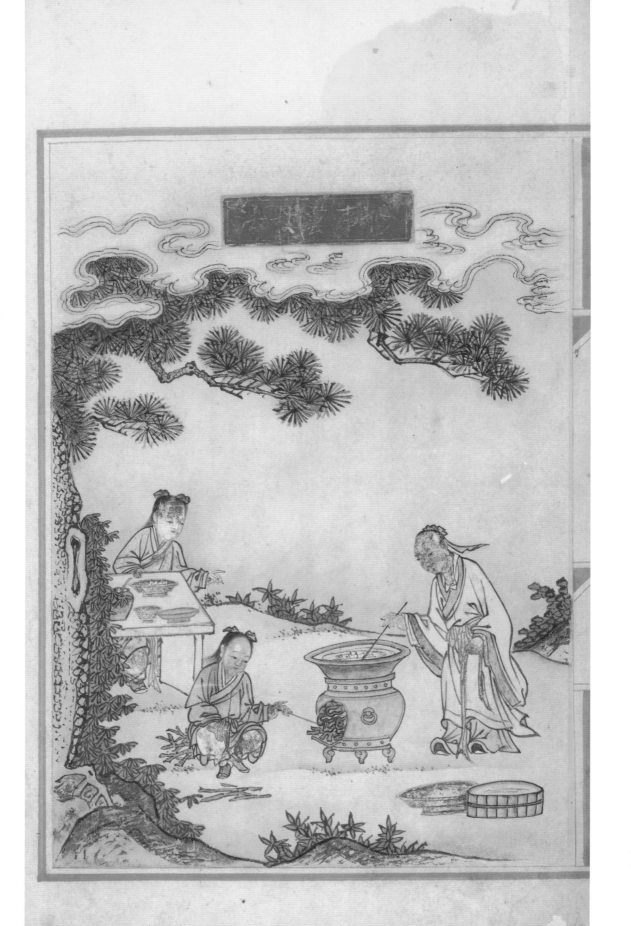

雲母石 出神農本經 主身皮死肌中風寒熱如在車船上除邪氣安五臟益子精明目久服輕身延年 以上朱字神農本經 下氣堅肌續絶補中療五勞七傷虛損少氣止痢悅澤不老耐寒暑志高神仙 以上黑字名醫所録

【名】雲珠 雲華 雲英 磷石 雲液 雲砂 雲膽 地涿

【地】圖經曰 生泰山山谷及琅邪北定山今兖州雲夢山江州濠州杭越間有之多生於土石間作片成層可析明滑光白者為上其片絶有大而瑩潔

者今人或以飾燈籠亦古屏扇之遺事耳抱朴子內篇云雲母有五種人莫能辨當舉以向日詳視其色乃可知其正於陰地視之不見其雜色也其五色並具而多青者名雲英宜以春服之五色並具而多赤者名雲珠宜以夏月服之五色並具而多白者名雲液宜以秋服之五色並具而多黑者名雲母宜以冬服之但有青黃二色者名雲砂宜以季夏服之皛料刑切皛純白者名磷石四時可服也然則醫方所用正白者乃磷石一種耳惟青州江東及廬山者為勝其黯黯純黑有文斑斑如鐵者名雲膽雜黑而強肥者名地涿及江南多青黑色者皆不可入藥也

時 採二月取

用 通透輕薄者

質 類紗縠而明淨

色 青赤黃白黑

味 甘

性 平緩

氣 氣厚於味陽中之陰

臭 朽

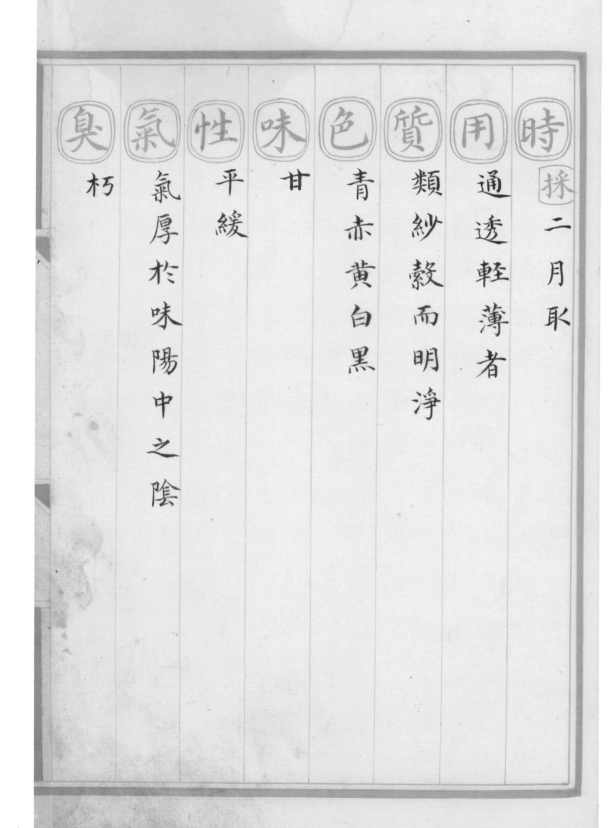

主 下痢腸澼

助 澤瀉為之使

反 畏鮀甲及流水惡徐長卿

製

雷公云凡修事一斤先用小地膽草紫背天葵生甘草地黄汁各一鎰乾者細剉濕者取汁了於甆鍋中安雲母并諸藥了下天池水三鎰著火煑七日夜水火勿令失度其雲母自然成碧玉漿在鍋底却以天池水猛投其中將物攪之浮如蝸涎者即去之如此三度淘淨了取沉香一兩擣作末以天池水煎沉香湯三升已来分為三度再淘雲母漿了日中曬任用

治 療 別録云 雲母粉消風瘮遍身百計治不瘥者以清水調服之亦主帶下幷淋疾傳金瘡及一切惡瘡尤妙

補 藥性論云 補腎冷

合治 雲母粉合生羊髓和如泥塗之療火瘡敗壞

禁 色黄黒者厚而頑赤色者經婦人手把者並不中用

忌 羊血

石之石

玉屑 無毒

石生

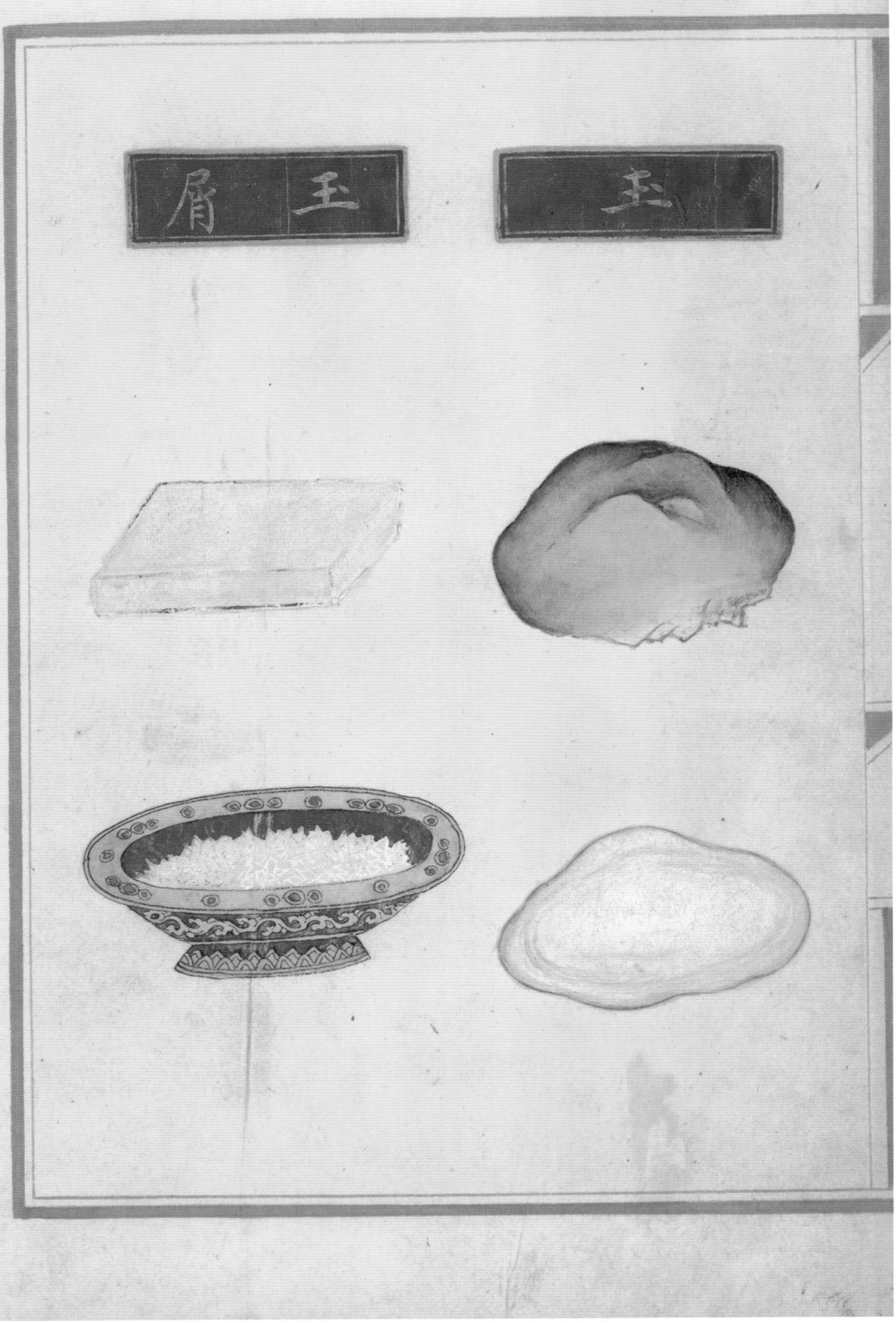
玉屑
玉

玉屑主除胃中熱喘息煩滿止渴屑如麻
豆服之久服輕身長年名醫所錄

名

玄真　璞玉　瑴　琛　和氏璧
球琳　璠璵　珩　瓊　連城璧
黃璧　玄璧　琚　瑤　璆　瑜
青璧　白璧　白玉　碧玉　紫玉
綠玉　蒼玉　紅玉
玫瑰　赤璋

地

圖經曰玉按本經玉屑生藍田陶隱
居注云好玉出藍田及南陽徐善亭
部界中日南盧容水中外國于闐疎
勒諸處皆善今藍田南陽日南不聞
有玉禮器及乘輿服御多足于闐國
玉陶隱居云玉屑是以玉為屑非應

別是一物仙經服玉有如米粒乃以苦酒輦消令如泥亦有擣合漿者蘇恭云屑如麻豆服之取其精潤藏府滓穢當完出若為粉服之即使人淋壅書傳載玉之色曰赤如雞冠黄如蒸漂白如截肪黑如純漆為之玉符而青玉獨無說焉又其質溫潤而澤其聲清越以長所以為貴也今五色玉清白者常有黑者時有黄赤者絕無雖禮之六器亦不能得其真然服玉食玉惟貴純白他色亦不取焉

【時】採無時

【用】屑

質 類水精而温潤

色 白

味 甘

性 寒緩

氣 氣之薄者陽中之陰

臭 朽

主 止渴滅瘢

反 惡鹿角

製 陶隱居云仙經服瑴音角玉有擣如米粒乃以苦酒輩消令如泥服之

治 療 日華子云潤心肺明目滋毛髮助聲喉 別録云含玉嚥津以解肺熱

合 壁玉合金銀麥門冬等煎服滋養五臓除煩躁

石之水

玉泉 無毒

宂生

玉泉

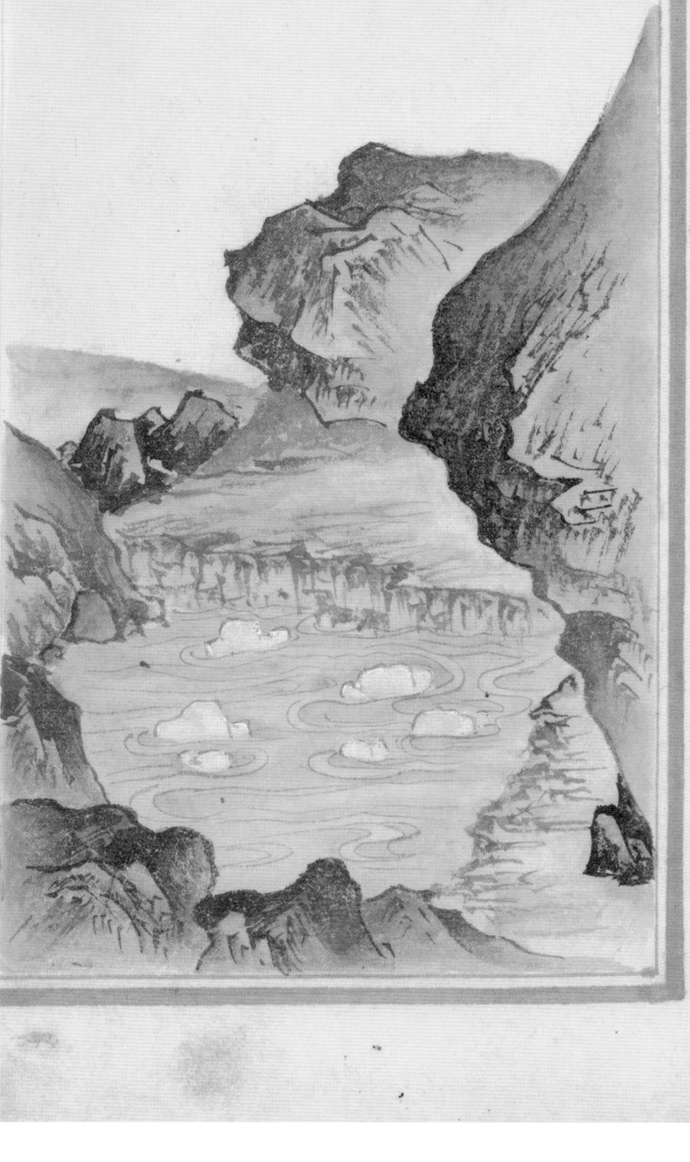

玉泉出神農本經主五臟百病柔筋强骨安寬魄長肌肉益氣久服耐寒暑不饑渴不老神仙人臨死服五斤死三年色不變以上朱字

神農本經 利血脉療婦人帶下十二病除氣癃

音隆 明耳輕身長年 以上黑字名醫所録

玉札 玉液 瓊漿

名

地

圖經曰 玉泉生藍田山谷 陶隱居云 藍田在長安東南舊出美玉此當是玉之精華白者質色明澈可消之為水故名玉泉今人無復的識者惟通呼為玉爾蘇恭云玉泉者玉之泉液也以仙室池中者為上其以法化為漿者功劣於自然泉液也 衍義曰 經云玉泉生藍田山谷今藍田山谷無玉泉泉水古今不言采又曰服五斤古今方水不言斤又曰一名玉札如

此則不知定是何物諸家所解更不言泉但為玉立文陶隱居雖曰可消之為水故名玉泉誠如是則當言玉水亦不當言玉泉也今詳泉字乃是漿字於義方允採玉為漿斷無疑焉

【時】採無時

【用】漿

【質】明澈如水

【色】白

【味】甘淡

性 寒

氣 氣之薄者陽中之陰

臭 朽

主 治血塊

反 畏款冬花

石之水

礬石 無毒

煎鍊成

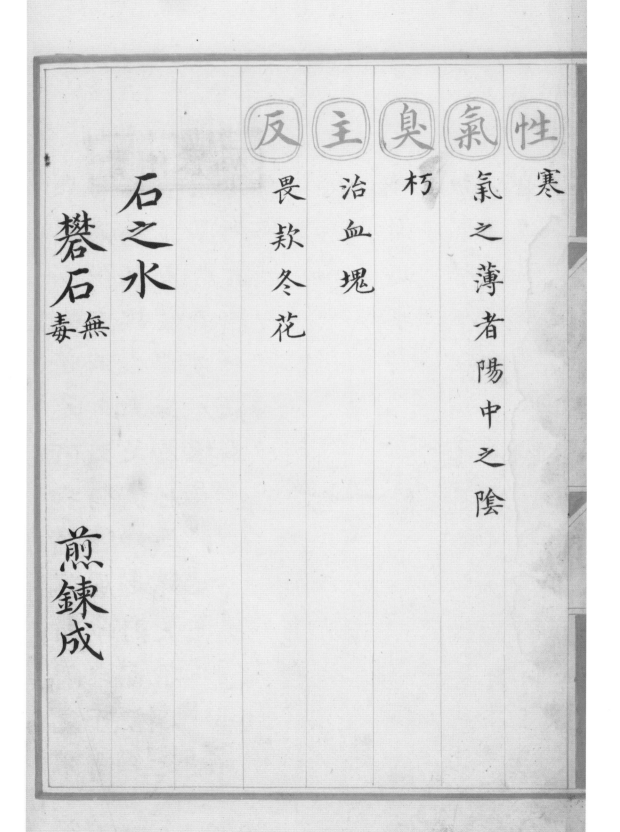

晉州礬石

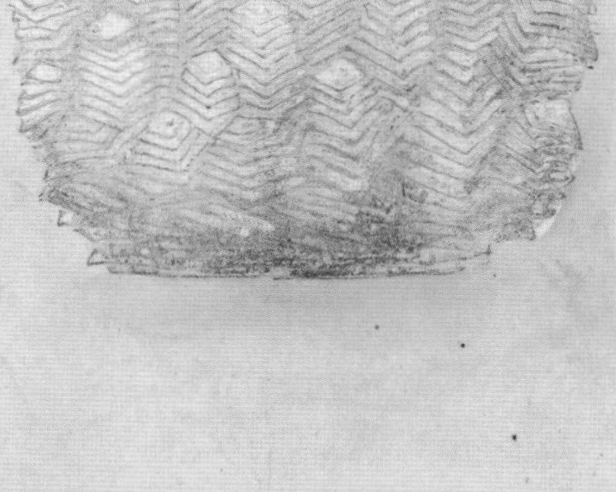

礬石出神農本經主寒熱洩痢白沃陰蝕惡瘡目痛堅骨齒鍊餌服之輕身不老增年以上朱字神農本經除固熱在骨髓去鼻中息肉以上黑字名醫所錄

名

羽碮（泥結切） 黃礬 馬齒礬 白礬
羽澤 黑礬 礬蝴蝶 青礬
絳礬 皂礬 皂莢礬
石膽 礬精

地

圖經曰生河西山谷及隴西武都石門今白礬則晉州慈州無為軍初生皆石也採石碎之煎鍊乃成礬有五種其色各異謂白礬青礬黃礬黑礬絳礬也白礬則入藥又有礬精礬蝴蝶皆鍊白礬時候其極沸盤心有濺溢者如物飛出以鐵匕接之作蟲形者謂之礬蝴蝶但成塊如水晶者謂之礬精此二種入藥力緊於常礬也

衍義曰今坊州礬務以其火燒過石取以煎礬色惟白不逮晉州者皆不可多服損心肺却水故也水化書紙

上纔乾水不能濡故知其性却水治涎藥多須者用此意爾

時 **採**無時

用 白色光明者

質 類方解石而明淨

色 青白

味 酸澀

性 寒

氣 味厚氣薄陰中之陽

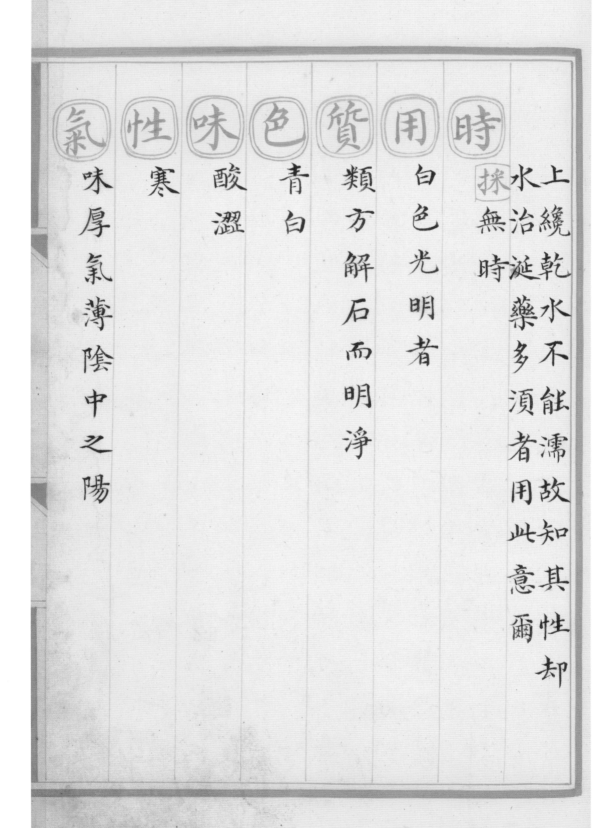

【臭】腥

【主】泄痢消痰

【助】甘草為之使

【反】畏麻黃惡牡蠣

【製】用甕瓶盛於火中鍛過研細為度

【治】療【圖經曰】白礬治蛇咬蝎螫以刀頭燒赤礬置刀上成汁乘熱滴咬處○黑礬染鬚鬢【唐本注云】青黑二礬療疳及諸瘡黃礬亦療瘡生肉【藥性論云】礬石治鼠漏瘰癧及鼻衄齆鼻生含嚥津治急喉痺【日華】

子云白礬除風去勞消痰止渴暖水臟别録云白礬治小兒臍中赤腫汁出不止燒細研傅之治目瞖及胬肉以真白好者內一黍米大於患處即令淚出綿拭之令惡汁盡其疾日日減瞖自消薄治脚氣衝心以白礬三兩用水一斗五升煎三五沸浸洗脚良治足甲長刺入肉作瘡枯白礬末內瘡中即瘥若牙縫中出血如衄貼之亦愈治猘犬咬人搽礬末於傷處裹之止痛其瘡速愈治耳卒腫出膿水以礬燒末日三四度用筆管吹耳中或綿裹塞之立瘥治患䘌齒碎壞欲盡常以綿裹礬石含嚥之其汁吐出治大小便不通用白礬細末

令患人仰卧満置於臍中以新汲
水滴之覺冷透腹内即通如無臍
孔以紙作環高一指亦依前法用
之治初産小兒有皮膜如榴中膜
裹舌或遍舌根以指甲刺破令血
出燒礬灰細研傳之半菉豆許若
不摘去兒必瘂治脚膝風濕虚汗
少力多疼痛及陰汗燒礬作灰細
研一起拔沸湯
中淋洗痛處

合治

白礬合桃仁蔥湯浴之出汗治中風
失音痺癬○白礬一兩以水二升煑
一升内蜜半合治胃中多痰痰癖頭
痛不欲食者頓服令吐未吐當飲少
熱湯○白礬合雞子置醋中治小兒
舌上生瘡飲乳不得者塗兒足底二

七即愈○礬石燒為末每日合酒調方寸匕日三服治陰痒脫○白礬末和豬脂綿裹塞鼻中數日治鼻中瘜肉自隨藥出○煎醋半升投礬石末一兩於醋中浸洗蝎螫痛處効○飛礬合炒紫色黃丹調貼驢涎馬汗毒所傷○白礬燒灰合鹽花細研為散以筋頭點治懸癰垂長咽中妨悶○白礬十二分以熱酒投化用馬尾一搵酒塗之治小兒風熱瘮不止○白礬一分以水四合銅器中煎取半合下少白蜜調之以綿濾過每日三度點小兒目睛上白膜○白礬一兩燒灰合露蜂房一兩微炙為散每用二錢水一鍾煎十餘沸熱漱吐之治牙齒腫痛

石之水

緑礬 無毒 煎錬成

緑礬治喉痺蚛牙口瘡及惡瘡疥癬釀鯽魚燒灰和服療腸風瀉血 名醫所録

【地】圖經曰生隰州温泉縣池州銅陵縣並煎礬處出焉初生皆石也採得碎之煎錬乃成今染家亦多用之

【時】採無時

【用】明淨者佳

色 綠

味 酸漆

性 寒

氣 氣薄味厚陰也

臭 腥

主 喉痹口瘡

治 療經驗方

丹丸用火煅通赤取出用釅醋淬

治小兒疳氣不可療神効

過復煅如此三度細研用棗肉和

丸如菉豆大温水下日進兩三服

今醫家用治痰壅及心肺煩熱甚佳

石之水

柳絮礬 無毒 煎鍊成

柳絮礬消痰治渴潤心肺 名醫所錄

地 圖經曰生河西山谷及隴西武都石門及隰州温泉縣池州銅陵縣並出礬處有之初生皆石也採得碎之煎鍊乃成凡有五種其色各異此礬惟輕虛如綿絮故以名之

時 採無時

用 輕虛者佳

色 灰白

味 酸

性 寒收

氣 氣薄味厚陰也

臭 腥

主 消痰止嗽

治 療圖經曰治痰壅及心肺煩熱

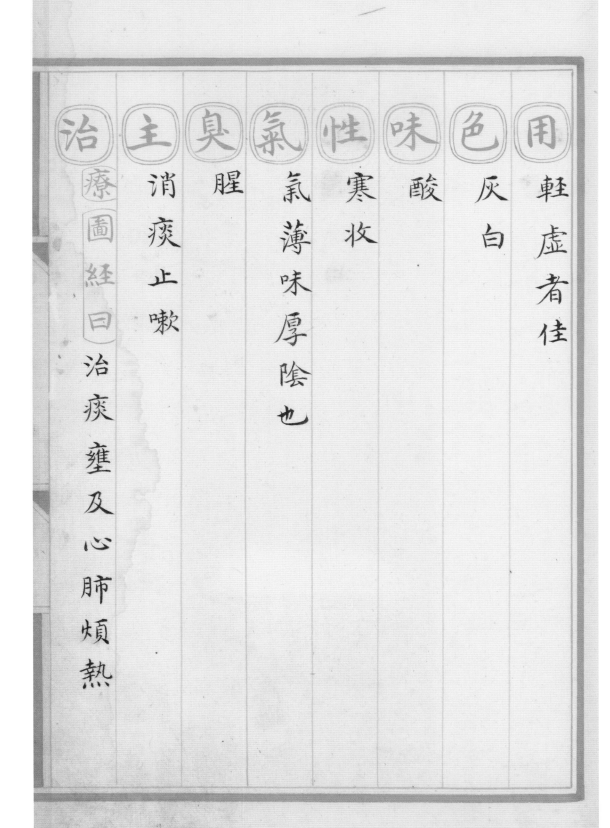

石之水

消石無毒　土生

消石出神農本經主五臟積熱胃脹閉滌去蓄結飲食推陳致新除邪氣鍊之如膏久服

輕身以上朱字神農本經療五臟十二經脉中百二十疾暴傷寒腹中大熱止煩滿消渴利小便及瘻蝕瘡天地至神之物能化成十二種石以上黑字名醫所録

地

圖經曰南北皆有之以西川者為佳此即地霜也掃得煎鍊而成如解鹽燒之成焰都盡能化金石其性畏火而能制諸石使拒火亦天地之神物也今之入藥多以朴消中來在上者為芒消其在下凝結如石者即消石也蓋諸消同體本經各載所出州土者乃方俗治鍊之法有精粗療疾之

功有緩急故須分別如芎藭之與蘼蕪大戟之與澤漆俱是一物本經亦各著州土者蓋根與苗土地各有所宜非別是一物也其朴消消石輩亦此義歟

時 生無時 採無時

收 竃器盛貯

用 瑩澈者佳

質 類晋礬而輕脆

色 白

味 苦辛微鹹 扁鵲云 甘

性 大寒洩

氣 氣薄味厚陰中之陽

臭 朽

主 潤燥輭堅

助 大黃及火爲之使

反 惡苦參苦菜曽青畏女菀杏仁竹葉硫黃并粥

製 雷公云 凡使先研消石如粉以甆瓶子於五斤火中鍜令通赤用鍜雞腸菜

栢子仁和作一處分丸如小帝珠子許待瓶赤投消石於瓶子內其消石自然伏火每四兩消石用雞腸菜栢子仁共十五箇帝珠子盡為度〇如常用研令極細以甆瓶盛炭火中鍜令通赤

治療

藥性論云治項下瘰癧瀉根出破血破積散堅結及腹脹日華子云含之治喉閉別録云五種淋疾又頭痛欲死鼻內吹消末即愈并服丹石人有熱瘡疼不可忍用紙環圍腫處中心填消令滿用匙抄水淋之覺甚不熱疼即止又血淋小便不出時下血疼痛滿急熱淋小便赤色淋瀝不快臍下急痛每服二錢並用冷水調下如石淋莖內

痛尿不能出引小腹膨脹急痛尿
下砂石令人悶絶将消石末先入
銚子内隔紙炒至燋為度研細温
水下頭疼欲死鼻内吹消末愈
合治
取消石研令極細每夜臨卧以銅筯
取如黍米大點目眥頭至明早以鹽
漿水洗之治眼赤痛○取消石三兩
以暖水一升和匀待冷取故青布揉
三重可似赤處方圓濕布搨之熱即
換頻易療惡寒嗇嗇似欲發背或已
生瘡腫癰瘮立瘥勞○合葵子末煎湯
調下二錢治勞淋勞倦虛損小便不
出小腹急痛○合木通湯調下二錢
治氣淋小腹滿急尿後常有餘瀝
合小麥湯調下二
錢治小便不通

禁 妊娠不可服

石之水

芒消 無毒

土生

芒消

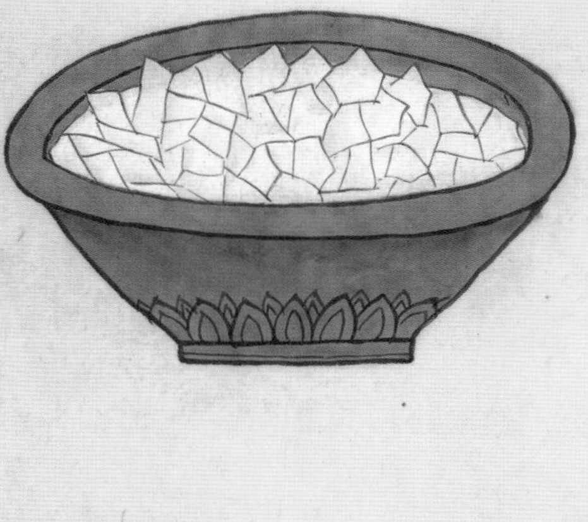

芒消主五臟積聚久熱胃閉除邪氣破留

血腹中瘕實結搏通經脉利大小便及月水破五淋推陳致新名醫所録

名

盆消

地

圖經曰生益州山谷武都隴西今南北皆有之此亦出於朴消也以朴消用煖水淋汁澄清鍊之傾木盆中經宿瑩白如氷雪結細芒而有廉稜蘇脆易碎風吹之則結霜泯泯如粉故謂之芒消又謂之盆消也其性和緩古今多用之入藥以寧州者為佳

時

生無時

採三月

收 以甆器盛貯

用 明淨者為好

色 白

味 辛苦

性 寒洩

氣 味厚於氣陰也

臭 朽

主 時疾壅熱利大小便

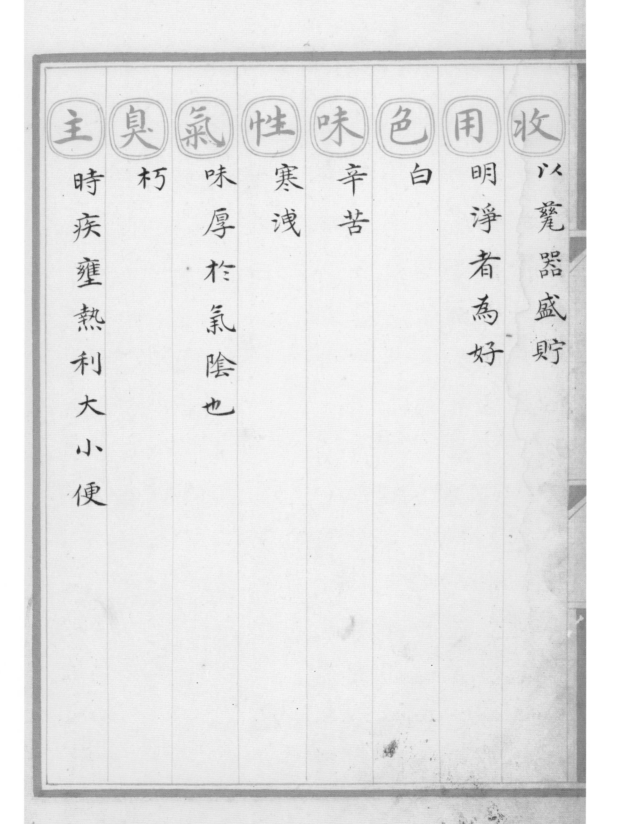

助 石韋為之使

反 惡麥句薑硫黃畏京三稜

製 雷公云以水飛過用五重紙濾過去脚於鐺中乾之方入乳鉢研如粉任用

治 療 藥性論云通女子月閉癥瘕下瘰癧黃疸病漆瘡以汁傳之時疾壅熱能散惡血 別録云伐指煎湯淋浸之火丹毒水調塗之一切瘮水煑塗之小兒赤遊行於體上下至心即死以芒消内湯中取濃汁以拭丹上又療關格大小便不通脹滿欲死用消三兩紙裹三四重炭

火焼之令内一升湯中盡服當先飲湯一升候吐出乃服之又取消一兩置銅器中急火上錬之放冷後以生絹細羅治眼有瞖點眼角中每臨卧時點一度

研消合豬膽治傷寒發豌豆瘡未成膿塗之立効

妊娠不可服

石之水

朴消 無毒 附 甜消

土生

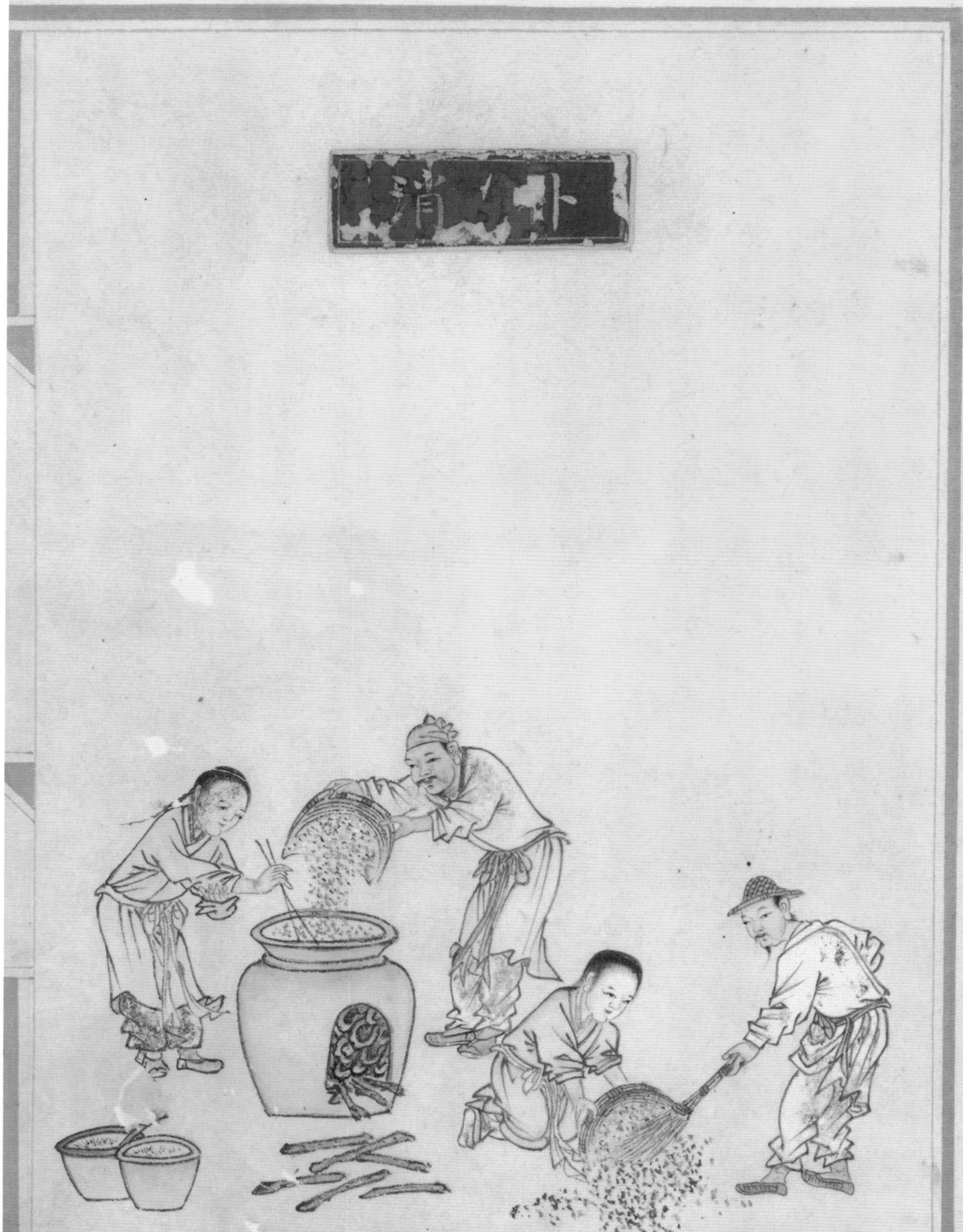

朴消 出神農本經 主百病除寒熱邪氣逐六腑積聚結固留癖能化七十二種石鍊餌服之輕身神仙 以上朱字神農本經 胃中食飲熱結破留血閉絶停痰痞滿推陳致新 以上黑字名醫所録

名 消石朴

地 圖經曰 生益州山谷鹹水之陽及武都隴西西羌以西川者為佳彼人採掃之以水淋取汁一煎而成乃朴消也鍊之白如銀能寒能熱能滑能澀能辛能苦能鹹能酸入地千年不變色青白者佳黃者傷人赤者殺人一

名消石朴其未鍊成塊微青色者亦謂之朴消朴即未化之義一說芒消輩皆從此出故謂之朴也一種甜消更好或云出於英消鍊治之法未聞

時 生無時 採冬月取

收 以磁器盛

用 明淨者為好

質 如碎礬

色 白

味 苦辛

性 寒洩

氣 氣薄味厚陰中之陽

臭 朽

主 蕩滌臟腑實熱

反 畏麥句薑

治 療 藥性論云除腹脹大小便不通女子月候不通日華子云通洩五臟百病及癥結天行熱疾消腫毒及頭痛排膿潤毛髮孫真人曰含之治口瘡葛仙翁曰食膾不化取此七以蕩逐之別錄云喉痺用一兩細

細含嚥汁頃刻立瘥

合治

每消一大斤冬合蜜十三兩春夏秋合蜜十二兩先擣篩消成末後以白蜜和令匀便入青新竹筒隨小大者一節著藥得半筒已上即止不得令滿却入炊甑中令有藥處在飯内其虛處出其上不妨令甑箄即得候飯熟取出乘熱綿濾入一甕鉢中竹篦攪勿停手令至凝即藥成收入盆中如夏月即於冷水浸鉢然後攪凝每食後或欲卧時含半匙漸漸嚥之療熱壅涼膈上歐積滯如要通轉亦得○用二兩擣羅為散合生麻油調塗頂上治時氣頭痛不止○取鍊成消半兩細研如粉每服合蜜水調下一錢

七日三四服治乳石發動煩悶及諸風熱◯三為末每服二錢匕合溫茴香酒調下無時服治小便不通膀胱熱◯臘月中以新瓦罐滿注熱水用消二升投湯中攪散掛北簷下候消滲出罐外羽收之合人乳汁調半錢掃一切風熱毒氣攻注目瞼外及發於頭面四肢腫痛應手神驗黃者傷人赤者殺人妊娠不可服

禁

代 以芒消代之

石之水

玄明粉 無毒 鍜鍊成

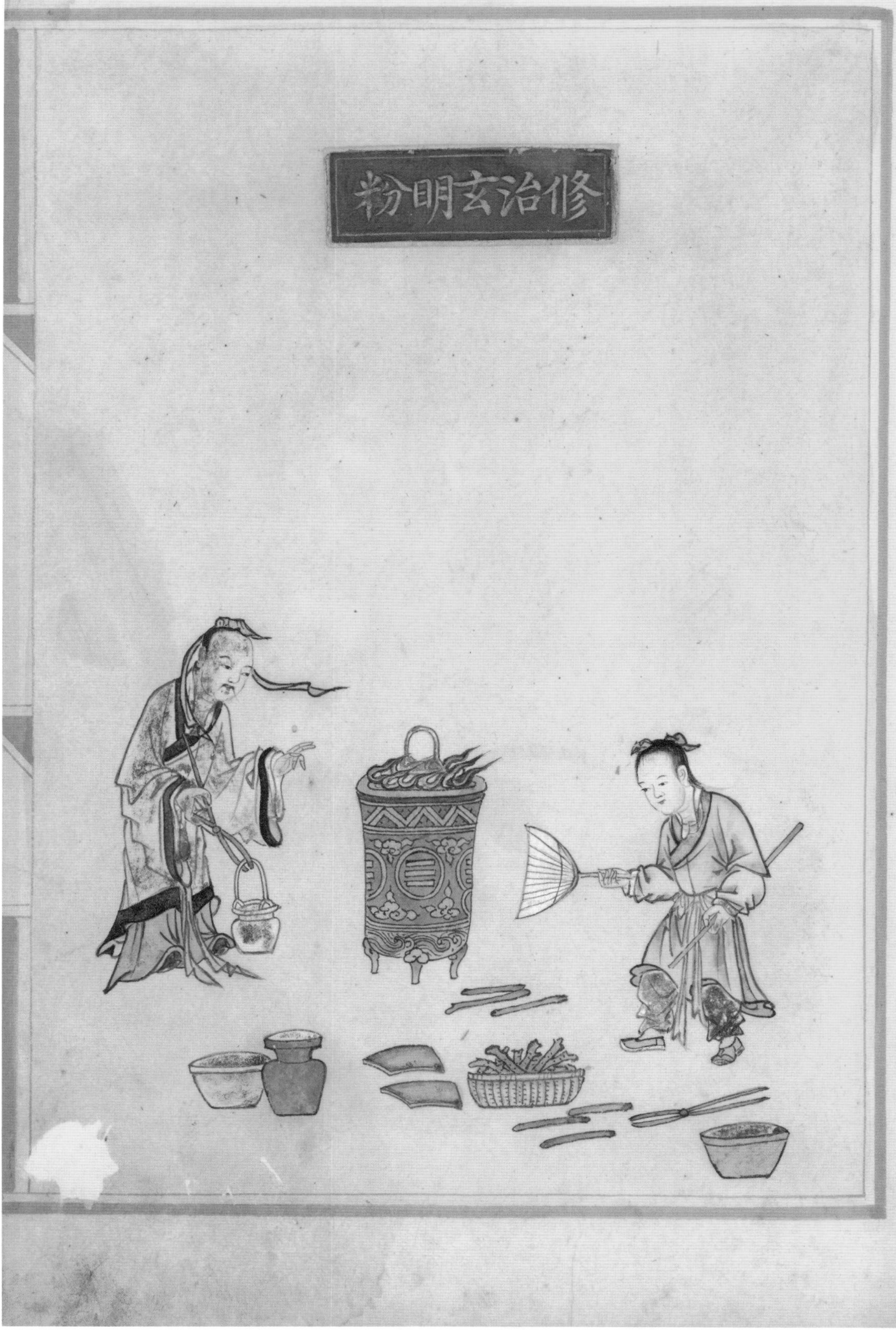
修治玄明粉

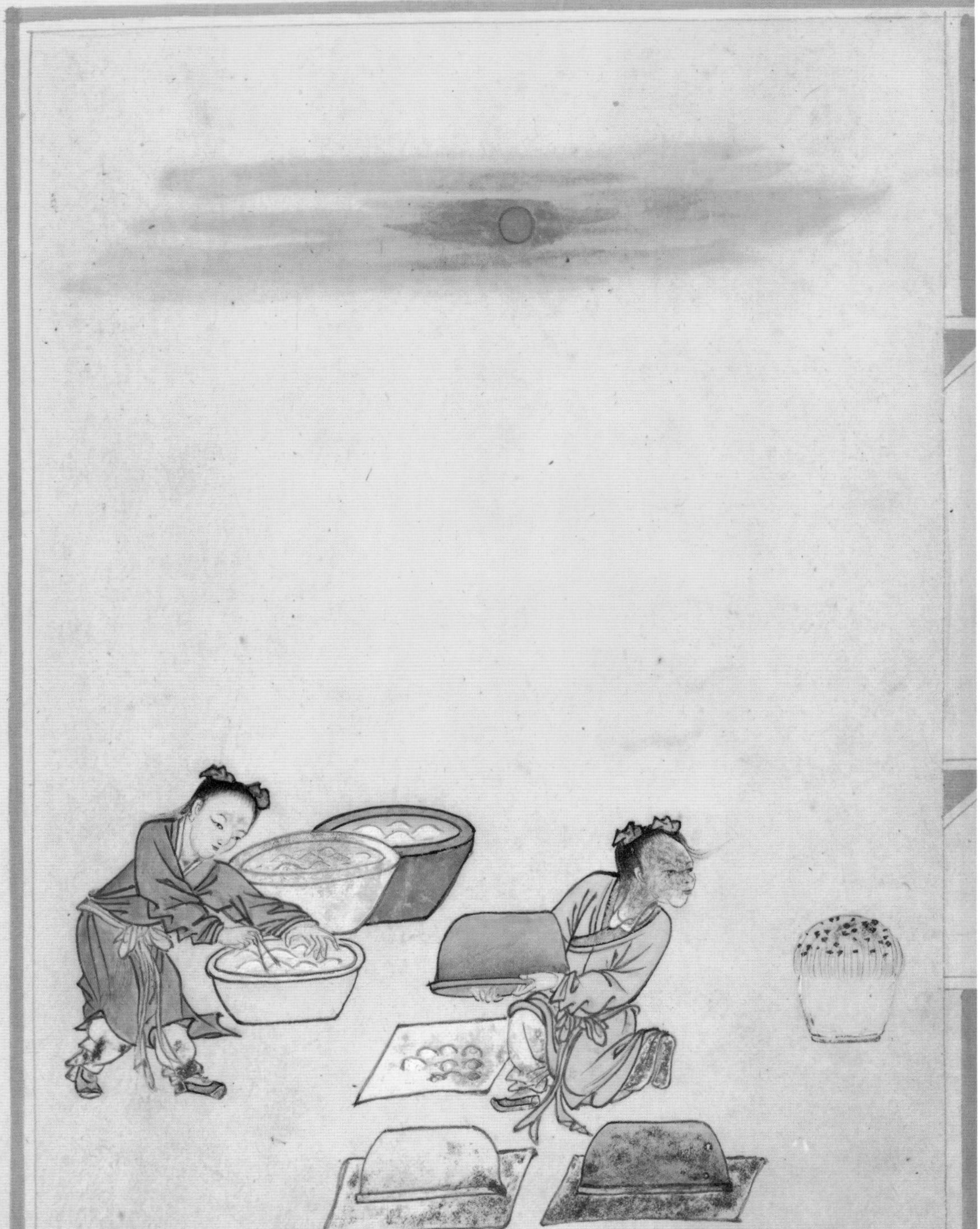

玄明粉主心熱煩躁并五臟宿滯癥結明目退膈上虛熱消腫毒

名醫所録

地 太陰經云以益州朴消二斤須是白淨者以甆罐以一箇疊實却以瓦一片盖罐用十斤炭火一鍛罐口不盖著炭一條候沸定了方蓋之復以十五斤炭鍛之放冷一伏時提罐出藥以紙攤在地上盆蓋之一伏時日取乾入甘草二兩生熟用細擣羅為末

別録云明淨朴消不拘多少於臘月霜雪凝寒之際用皂莢三兩重署炮搥碎温熱湯六盌挼去查浸化薄紙二重濾過澄清入鐵鍋內煮至一半候温傾出瓦盆內於見天處露一宿次

早結塊再用淨熟水六盌化開入大

蘿蔔八兩重切作二分厚一片用煮

見蘿蔔熟為度仍傾在瓦盆去蘿蔔

片再放在見天處露一宿次日結塊

去水取出濾乾入好皮紙袋盛懸掛

當風處自然成粉乃陰中有陽之藥

太陰之精華

水之子也

甕器盛貯

收

白淨者佳

用

質

類臓粉而輕亮

色

白

味 辛甘

性 冷散緩

氣 氣薄味厚陰中之陽

主 積熱煩躁

製 研細為末

治 療 別錄云治諸熱毒風除冷痃癖氣脹滿五勞七傷骨蒸傳屍頭痛煩熱搜除惡疾五臟秘澀大小腸不通三焦熱淋疰忤疾欬嗽嘔逆口苦乾澀咽喉閉塞心肝脾肺臟胃積熱驚悸健忘榮衛不調中酒中

膽飲食過度腰膝冷痛手足疲乆冷乆熱四肢壅塞背膊拘急眼目昏眩乆視無力腸風痔病血癖不調婦人産後小兒疳氣陰毒傷寒表裏疫癘等疾

【補】【別録云】乆服令人輕身耳聰駐顔

【禁】痼冷寒多者勿服

【忌】苦參

【解】中諸魚藕菜飲食毒以葱白煎湯一盌調玄明粉兩錢頓服之立瀉下

石之水

馬牙硝 無毒

土生

馬牙硝

馬牙硝主除五臟積熱伏氣末篩點眼及點眼藥中用甚去赤腫障瞖澀淚痛名醫所錄

名 英硝

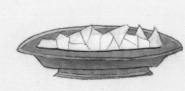

地【圖經曰】生益州山谷武都隴西今南北皆有之此亦出于朴消也以朴消用煖水淋汁澄清錬之傾木盆中經宿瑩白若白石英作四五稜白色瑩澈可愛功用與芒硝頗同但不能下利力差小耳近世用之最多

時【生】無時【採】無時

收 以甆器盛貯

用 明淨者為好

色 白

味 甘

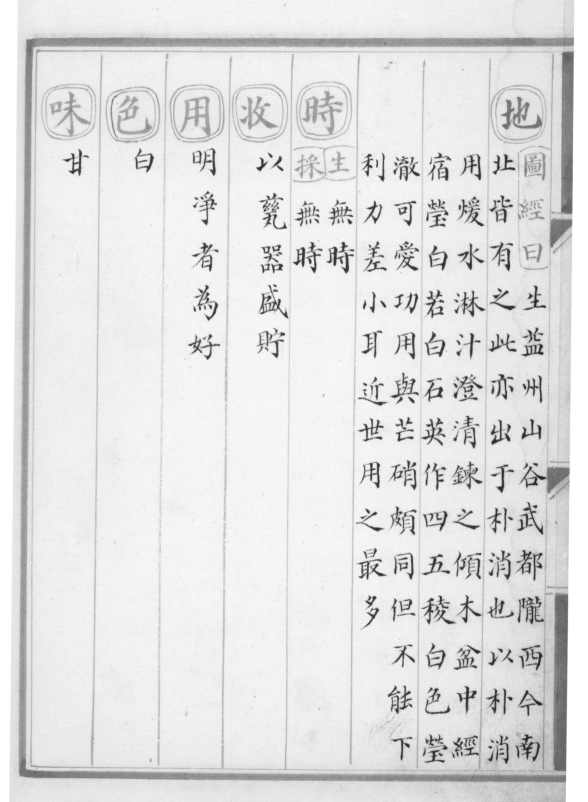

性 大寒

氣 氣之薄者陰中之陽

臭 朽

主 諸熱

製 碾細如粉用

治 療 別錄云小兒鵝口細研摻於舌上日三五度及小兒重舌細研塗舌下日三度

合治 取一兩碎合吳茱萸半升陳者煎取濃汁投消在內乘熱服治食物過飽

不消遂成痞膈良久未轉更進一服
立愈○遂取消光淨者用厚紙裹令按
實安在懷內著肉處養一百二十日
取出研如粉入少龍腦同研細每用
藥末兩米許點目中治不計年歲深
遠眼內生瞖膜漸漸昏暗遠視不明
但瞳人不破
散並瞖得

禁

妊娠不可服

解

消化火石之氣及能制伏陽精

石之水

生消 無毒

石穴生

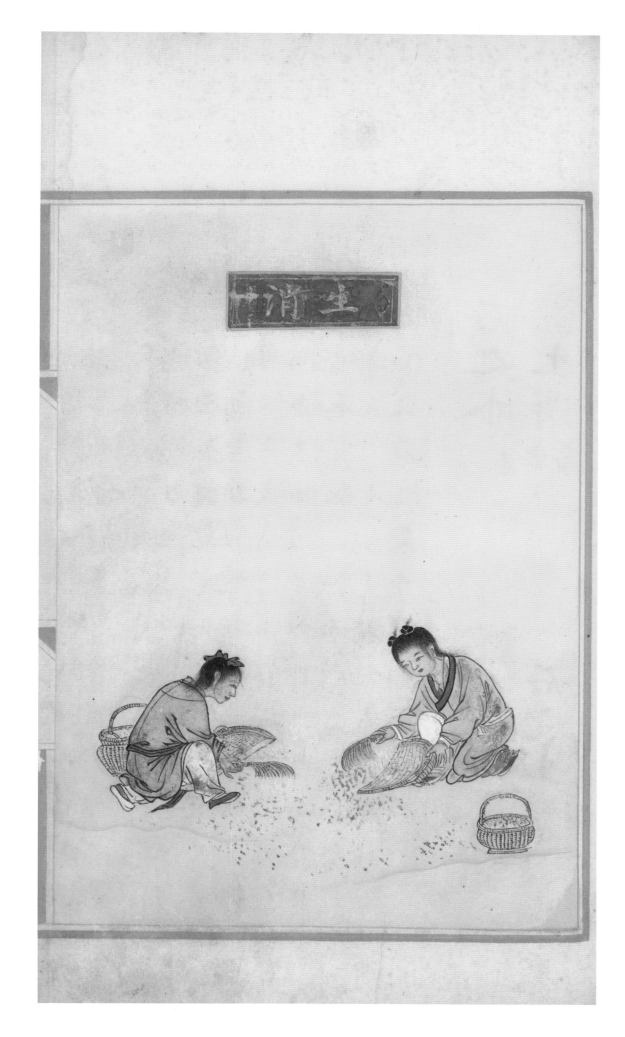

生消主風熱癲癇小兒驚邪瘈瘲風眩頭痛肺壅耳聾口瘡喉痺咽塞牙頷腫痛目赤熱痛多眵淚名醫所錄

地 圖經曰生茂州西山巖石間及蜀道其形塊大小不常似朴消而小堅其色青白不由煮鍊而成者也今醫家所用甜消彌更精好或疑是此

時 生無時 採冬月取

收 以瓷器密封盛貯

用 青白而堅者佳

質 類朴消而小堅
色 青白
味 苦
性 大寒洩
氣 氣薄味厚陰也
臭 朽
主 積熱
反 惡麥句薑

禁 妊娠不可服

石之土

滑石 無毒　山穴生

濠州滑石

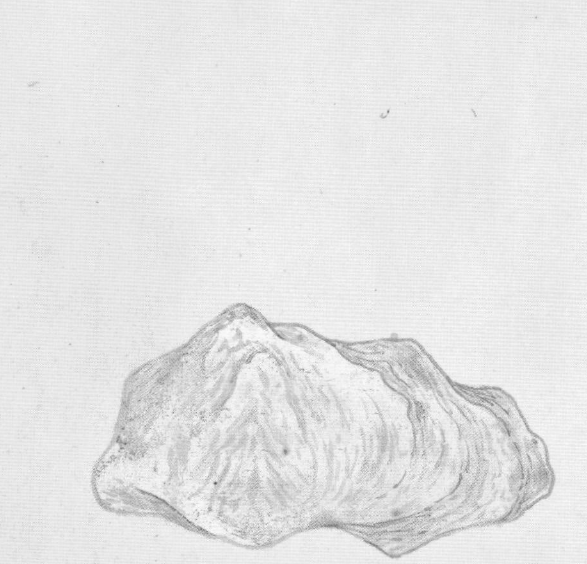

道州滑石

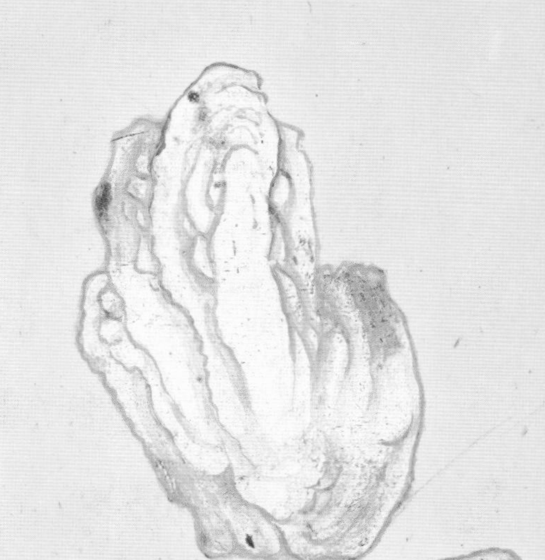

滑石出神農本經主身熱洩澼女子乳難癃音隆閉利小便蕩胃中積聚寒熱益精氣久服輕身耐饑長年以上朱字神農本經通九竅六腑津液去留結止渴令人利中以上黑字名醫所錄

液石　共石　脫石　番石　畫石

夕冷

【名】

【地】圖經曰生赭陽山谷及泰山之陰或掖北白山或卷(羗權切)山今道永萊濠州皆有之此有三種道永州出者白滑如凝脂南越志云膋(音僚)城縣出膋石膋石即滑石也萊濠州出者理麁質青有白黑點又謂之斑(班)石二種惟可作烹器不堪入藥本經所載土地皆是北方而今醫家所用多是白色者乃自南方来按雷公云滑石有五色當用白色如方解石白青色畫石上有白膩文者為真餘皆有毒不入藥也如此與今南中来者形色相類用之無疑矣

時 生無時 採無時

用 白膩者為好

質 如方解石而輭暗

色 白

味 甘

性 大寒

氣 氣之薄者陽中之陰

臭 朽

【主】利水道

【行】足太陽經

【助】石韋為之使

【反】惡曾青

【製】雷公云用刀刮研如粉以牡丹皮同煑一伏時出去牡丹皮取滑石却用東流水淘過於日中曬乾方用

【治】療圖經曰利小便治淋澀○石淋煩悶取十二分研粉分二服以水調和攪令散頓服之煩熱定即停後服未已盡服必瘥藥性論云末服

治五淋主難産除煩熱心躁日華
子云治乳癰利津液衍義曰若暴
得吐逆不下食以生細末二錢匕
溫水服仍急以熱麵半盞押定别
録云乳石發動躁熱煩渴不止用
半兩細研如粉以水一中盞絞如
白飲頓服之未瘥再服○妊娠不
得小便研為末水和泥臍下二寸
○氣壅關格不通小便淋結臍下
妨悶兼痛用滑石八分研如麵以
水五大合
和攪頓服

合治

末合术丹參蜜豬肪為膏治妊娠入
其月空心酒下彈丸大臨産倍服令
滑胎易生○合葱湯調末二錢匕服
之治婦人過忍小便致胞轉○取二

兩擣碎以水三大盞煎取二盞去滓
下粳米二合煑粥温温食之治膈上
煩熱多渇通利九竅○取末一升合
車前汁和塗臍四畔方四寸療小便
不通熱即易之
冬月水和亦得
畫畫石上有青黒色者殺人緑色者
性寒有毒不入藥用

石之水

石膽有毒　山窟生

風久則綠擊碎其中亦青也其次出上饒曲江銅坑間者粒細有廉稜如釵股米粒本草注言偽者以醋揉青礬為之今不然但取麁惡石膽合消石銷溜而成今塊大色淺渾渾無脉理擊之則碎無廉稜者是也亦有挾石者乃削取石膽牀溜造時投消汁中及凝則相著也【陶隱居云】仙經有用此處俗方甚少此藥殆絕今人時有採者其色青綠狀如瑠璃而有白文易破折梁州信都無復有俗用乃以青色礬石當(去聲)之殊無髣髴

【採】二月庚子辛丑日取

時

用 畫鐵上有金線者佳

質 類匾青而形如鴨觜

色 青碧

味 酸辛

性 寒收

氣 氣薄味厚陰中之陽

臭 腥

主 去痰熱喉痺

助 水英陸英為之使

【反】畏牡桂菌桂芫花辛荑白薇

【製】凡用研為細末

【治】療圖經曰吐風痰藥性論云破熱毒日華子云治蚛牙鼻內息肉唐本云下血赤白面黃女子臟寒別錄云甲疽以一兩於火上燒令煙盡碎研末傅瘡上不過四五度立瘥○患口瘡眾療不效膽礬半兩入銀鍋子內火鍛通赤置於地上出火毒一夜細研每取少許傅瘡上吐酸水清涎便瘥

【合】細研石膽合人乳汁和如膏療齒痛及落盡擦齒上或孔中日三四度止

痛復生齒百日後復故齒生上每日
以新汲水漱令淨○膽礬為末用糯
米糊丸如芡實大以硃砂為衣常以
硃砂養之冷水化一丸治一切毒立
瘥○細研膽礬每使一字許用溫醋
湯下治初中風癱緩一日內者立吐
出涎
漸輕

贗

醋揉青礬為偽

石之石

空青

無毒

土石生

信州空青

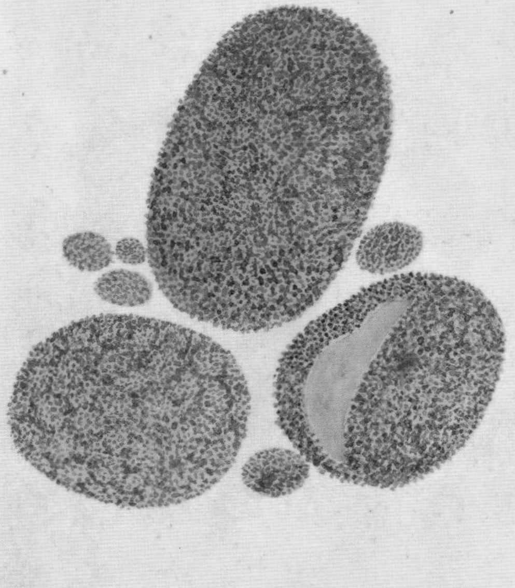

空青（出神農本經）主青盲耳聾明目利九竅通血脉養精神久服輕身延年不老能化銅鐵鉛錫作金（以上朱字神農本經）益肝氣療目赤痛去膚瞖止淚出利水道下乳汁通關節破

堅積令人不忘志高神仙以上黑字名醫所録

楊梅青　碧青　魚目青　白青

名 脫剔牙

地 **圖經曰** 空青生益州山谷及越嶲山有銅處銅精熏則生空青今信州亦時有之狀若楊梅故別名楊梅青其腹中空破之有漿者絶難得亦有大者如雞子小者如豆古方雖稀用而今治眼瞖障為最要之物又有白青出豫章山谷亦似空青圓如鐵珠色白而腹不空亦謂之碧青以其研之色碧也亦謂之魚目青以其形似魚目也無空青時亦可用今不復見之**陶隱居云**越嶲屬益州今出銅官者色最鮮深出始興者弗如益州諸郡

無復有恐久不採之故也涼州西平郡有空青山亦甚多今空青但圓實如鐵珠無空腹者皆鑿土石中取之又以合丹成則化鉛為金矣諸石藥中惟此最貴醫方乃稀用之而多充畫色殊為可惜

唐本注云此物出銅處有乃兼諸青但空青為難得今出蔚州蘭州宣州梓州宣州者最好塊段細時有腹中空者蔚州蘭州者片塊大色極深無空腹者

時

採無時又云三月中旬取

收

採時搖之響者有漿隨以濕土養之否則漿乾不甚珍也入藥功力差小有漿者最佳

用

質　殼如茘枝其腹中空

色　青

味　甘酸

性　寒緩收

氣　味厚於氣陰也

主　鎮肝明目

反　畏菟絲子

治　療藥性論云去頭風鎮肝瞳人破者再得見物日華子云殼內漿能點

多年青盲内障瞖膜養
精氣其殼又可磨瞖也

石之石

曾青 無毒

土石生

曾青

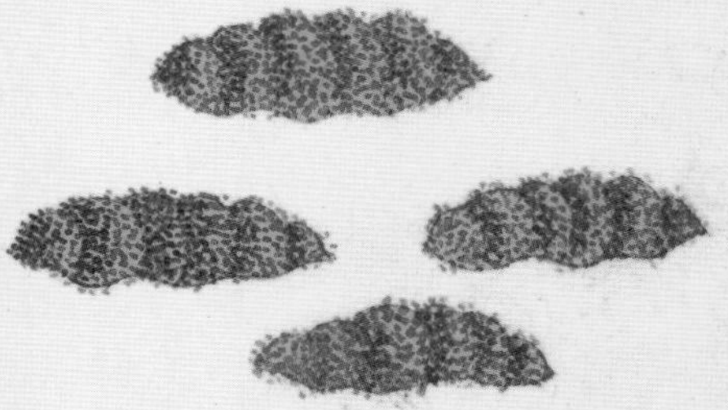

曾青出神農本經主目痛止淚出風痺利關節通九竅破癥堅積聚久服輕身不老能化金銅以上朱字神農本經養肝膽除寒熱殺白蟲療頭風腦中寒止煩渴補不足盛陰氣以上黑字

名醫所録

地 圖經曰生益州山谷及越嶲山有銅處銅精熏則生今信州亦有之與空青療頗相似而色理亦無異但其形纍纍如連珠相綴今極難得唐本注云蔚州者好其次鄂州餘州並不任用

時 採無時

用 無夾石者佳

質 類蟬腹而連珠相綴

色 土黃

味 酸

性 微寒收

氣 味厚於氣陰也

主 目痛爽神氣

反 畏菟絲子

製 雷公云凡修事二兩要紫背天葵甘草青芝草三件乾濕各一鎰並細剉放於一瓷堝內將曾青於中以東流水二鎰并諸藥等緩緩煑之五晝夜勿令水火失時足取出以東流水浴過却入乳鉢內研如粉用

三種海藥餘

車渠集韻云生西國是玉石之類形似蜯
蛤有文理大寒無毒主安神鎮宅解諸毒
藥及蟲螫以玳瑁一片車渠等同以人乳
磨服極驗也又西域記云重堂殿梁檐皆
以七寶飾之此其一也

金線礬廣州志云生波斯國味鹹酸澁有
毒主野雞瘻痔惡瘡疥癬等疾打破內有

金線文者為上多入燒家用
波斯白礬廣州記云出大秦國其色白而
瑩淨內有棘鍼紋味酸澁溫無毒主赤白
漏下陰蝕泄痢瘡疥解一切蟲蛇等毒去
目赤暴腫齒痛火鍊之良惡牡蠣多入丹
竈家功力逾於河西石門者近日文州諸
番往往亦有可用也
一十八種陳藏器餘

金漿味辛平無毒主長生神仙久服腸中
盡為金色
古鏡味辛無毒主驚癇邪氣小兒諸惡煮
取汁和諸藥煑服之文字彌古者佳爾
勞鐵主賊風燒赤投酒中熱服之勞鐵經
用辛苦者鐵是也
神丹味辛温有小毒主萬病有寒温飛金
石及諸藥隨寒温共成之長生神仙

鐵繡主惡瘡疥癬和油塗之蜘蛛蟲等咬和蒜磨傅之此鐵上衣也繡生鐵上者堪用

布鍼主婦人横産燒令赤内酒中七遍服之可取二七布鍼一時火燒豪者用縫布大鍼是也

銅盆主熨霍乱可盛灰厚二寸許以炭火安其上令微熱下以衣藉患者腹漸漸熨

之腹中通熱差
釘棺下斧聲之時主人身弩肉可候有時
專聽其聲聲發之時便下手速擦二七遍
已後自得消平也產婦勿用
枷上鐵釘有犯罪者忽遇恩得免枷了取
葉釘等後遇有人官累帶之除得灾
黄銀銀注中蘇云作器辟惡瑞物也按瑞
物即黄銀載於圖經銀紥丹甑非人所為

既堪爲器明非瑞物今烏銀辟惡煮之工人以爲器物養生者爲器以煮藥兼於庭中高一丈夜承得醴挍别器中飲長年今人作烏銀以硫黄薰之再宿瀉之出即其銀黑矣此是假非真也

石黄雄黄注中蘇云通名黄石按石黄今人敲取精明者爲雄黄外黑者爲薰黄主惡瘡殺蟲薰瘡疥蟣虱和諸藥薰嗽其武

都雄黃燒不臭薰黃中者燒則臭以此分
別之蘇云通名末之是也
石脾芒硝注中陶云取石脾為硝石以水
煮之一斛得三斗正白如雪以石投中則
消故名消石按石脾芒消消石並生西戎
鹵地鹹水結成所生次對相似
諸金有毒生金有大毒藥人至死生嶺南
夷獠洞穴山中如赤黑碎石金鐵屎之類

南人云毒蛇齒脱在石中又云蛇著石上
又鵂屎著石上皆碎取毒處為生金以此
為雌黄有毒雄黄亦有毒生金皆同此類
人中金藥毒者用蛇解之其候法在金蛇
條中本經云黄金有毒悮甚也生金與彼
黄金全别也
水中石子無毒主食魚鱠腹中脹滿成瘕
痛悶飲食不下日漸瘦取水中石子數十

枚火燒赤投五升水中各七遍即熱飲之
如此三五度當利出瘕也
石漆堪燃燭膏半缸如漆不可食此物水
石之精固應有所主療撿諸方見有說博
物志酒泉南山石出水其如肥肉汁取著
器中如凝脂正黑與膏無異彼方人為之
石漆今撿不見其方深所恨也
燒石令赤投水中內塩數合主風瘙癮㽻

及洗之又取石如鵞卵大猛火燒令赤內
醋中十餘度至石碎盡取屑暴乾和醋塗
腫上出壯齊書醫人馬嗣明發背及諸惡
腫皆愈此並是尋常石也
石藥味苦寒無毒主折傷內損瘀血止煩
悶欲死者酒消服之南方俚人以傅毒箭
鏃及深山大蝮中人速取病者當頂上十
字剺之令皮斷出血以藥末瘡上并傅所

傷處其毒必攻上下洩之當出黃汁數升
則悶鮮俚人重之帶於腰以防毒箭亦主
惡瘡熱毒癰腫赤白遊瘻蝕等瘡比人呼
腫名之曰遊並水和傅之出賀州石上山
内似碎石硐砂之類土人以竹筒盛之
研朱石槌主妬乳主令熱熨乳上取二槌
更互用之以巾覆乳上令熱徹内數十遍
取差為度也

本草品彙精要卷之一

本草品彙精要卷之三

玉石部上品之下

七種神農本經 朱字

一種名醫別錄 黑字

一種唐本先附 注云唐附

八種宋本先附 注云宋附

二種今補

一十七種陳藏器餘

已上總三十六種

內七種今增圖

禹餘糧 太一餘糧今增圖 白石英青黃赤黑石英附

紫石英 五色石脂 青石脂宋附今增圖

赤石脂宋附 黃石脂宋附今增圖 白石脂宋附

黑石脂宋附今增圖 白青今增圖 綠青

扁青音編今增圖 石中黃子唐附 無名異宋附

菩薩石宋附今增圖 婆娑石宋附 爐甘石今補

鵝管石今補

一十七種陳蔵器餘

暈石　流黄香　白師子

玄黄石　石欄干　玻瓈

石髓　霹靂鍼　大石鎮宅

金石　玉膏　温石

印紙　煙藥　特蓬殺

阿婆趙榮二藥

六月河中諸熱砂

本草品彙精要卷之二

玉石部上品之下

石之石

禹餘糧無毒　石生

禹餘糧

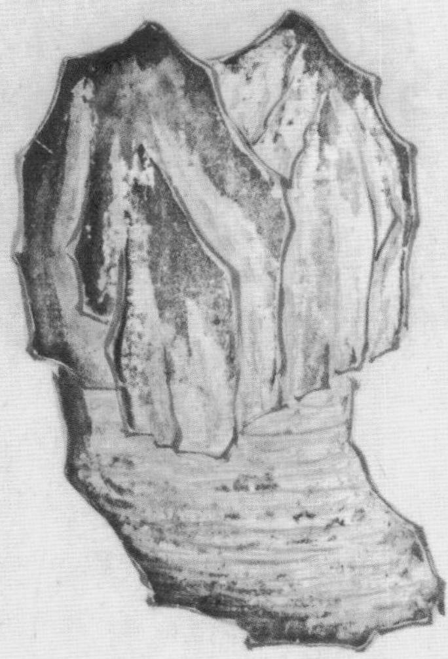

禹餘糧 出神農本經 主欬逆寒熱煩滿下赤白
血閉癥瘕大熱錬餌服之不饑輕身延年
以上朱字神農本經 療小腹痛結煩疼 以上黒字名醫所録
名 白餘糧
地 圖經曰 禹餘糧生東海池澤及山島
中或池澤中今惟澤潞州有之舊說
形如鵝鴨卵外有殼重疊中有黃細
末如蒲黃今圖上者全是山石之形
都不作卵狀與舊說小異 陶隱居云
今多出東陽形如鵝鴨卵外有殼重
疊中有黃細末如蒲黃無砂者為佳
近年茅山鑿地大得之極精好乃有

紫花靡靡仙経服食用之南人又呼
平澤中有一種藤葉如菝葜根作塊
有節似菝葜而色赤根形似薯蕷謂
為禹餘糧言昔禹行山中乏食採此
以充糧而棄其餘
此云白餘糧也

時 生無時
採無時

用 紫色泯泯如麵麴之無磣者佳

質 状若牛黄重重甲錯

色 青白赤黄

味 甘鹹

【性】寒

【氣】氣薄於味陰中之陽

【臭】朽

【主】崩中

【助】牡丹為之使

【製】雷公云凡使勿誤用石中黃并卵石黃此二名石真似禹餘糧也其石中黃向裡赤黑黃味淡微粗卵石黃味酸箇箇如卵卵內有子一塊不堪用也若誤餌之令人腸乾凡修事四兩先用黑豆五合黃精五合水二斗煮取

五升置於甆鍋中下禹餘糧着火煑
旋添汁盡為度其藥氣自然香如新
米檮了又研一萬杵方用初用先將
禹餘糧細研以水淘取澄之勿令有
沙土也

治療經驗方 治產後煩躁禹餘糧一枚
狀如餕饊者入地埋一半四面緊
築用炭一秤發頑火一斤煆去火
三分耗二為度用砂土罨一宿方
取打去外面一重只使裏內細研
水淘澄五七度將紙襯乾再研數
千遍患者用甘草煎湯
調二錢匕服立効

治 禹餘糧火煆醋淬研細乾薑等分為
末空心温酒調服二錢匕治婦人白

帶下如赤帶下乾薑減半赤石脂
禹餘糧各一斤並碎之以水六升煑
取二升去滓分再服治傷
寒下痢不止心下痞鞕
黃赤色石無殼纍者為僞

石之石

太一餘糧 無毒

石生

太一餘糧

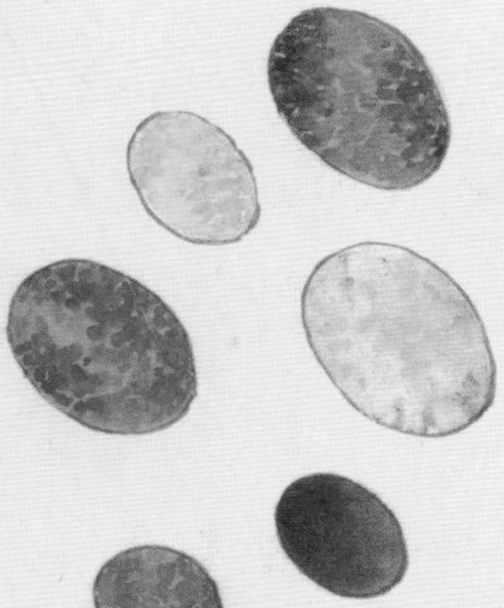

太一餘糧出神農本經主欬逆上氣癥瘕血閉漏下除邪氣久服耐寒暑不饑輕身飛行千里神仙以上朱字神農本經肢節不利大飽絕力身重以上黑字名醫所録

【名】石腦　禹哀

【圖經曰】太一餘糧及禹餘糧一物而以精麁為名爾其殻若瓷方圓不定

【地】初在殻中未凝結者猶是黄水名石中黄子乆凝乃有數色或青或白或赤或黄年多變赤因赤漸紫自赤及紫俱名太一其諸色通謂禹餘糧今太山不見採得而會稽王屋澤潞州諸山皆有之【別録云】太一餘糧生太山山谷

【時】【採】九月取或無時

【用】生於山谷者佳

色 青白赤黃

味 甘

性 寒

氣 氣薄於味陰中之陽

臭 朽

主 定六腑鎮五臟

助 杜仲為之使

反 畏貝母昌蒲鐵落

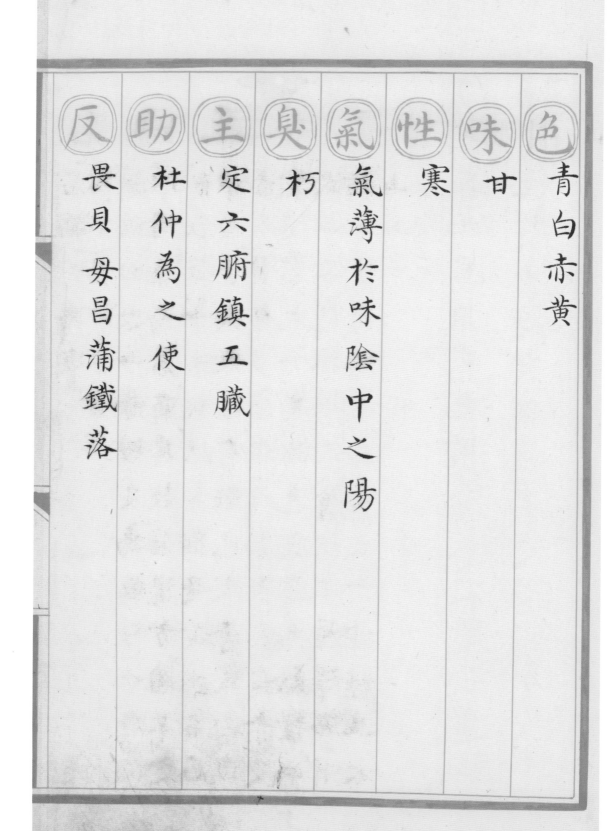

石之石

白石英無毒附青黄赤黑石生

白石英

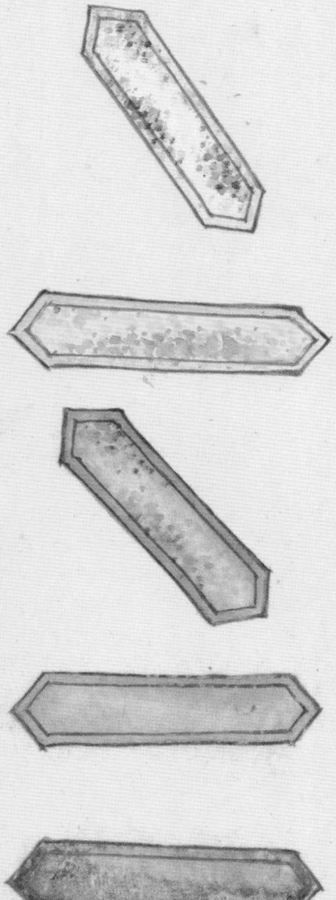

白石英出神農本經主消渴陰痿不足欬逆胸膈間久寒益氣除風濕痺久服輕身長年

以上朱字神農本經療肺痿下氣利小便補五臟通日月光耐寒熱以上黑字名醫所録

地

圖經曰白石英生華陰山谷及泰山陶隱居以新安出者佳蘇恭以澤州者為勝今亦澤州出焉大抵長而白澤明澈有光六面如削者可用長五六寸者彌佳其黃色如金在端者名黃石英赤端白後者名赤石英青端赤後者名青石英黑澤而有光者名黑石英二月採亦云無時古人服食惟白石英為重紫石英但入五石散其黃赤青黑四種本經雖有名而方家都不見用者故乳石論以鍾乳為乳以白石英為石是六英之貴者惟

白石英也又曰乳者陽中之陰石者陰中之陽故陽生十一月後甲子服乳陰生五月後甲子服石然則相反畏惡動則為害不淺故乳石之發方治雖多而罕有能濟者誠不可輕餌也【陶隱居云】今醫家用新安所出極細長白澈者壽陽八公山者多大者不正用之仙經大小並有用惟須精白無瑕雜者如此說則大者為佳其四色英今不復用

【時】【生】無時【採】二月取亦無時

【用】精白無瑕雜者佳

【質】白色如水精而六稜

色 白

味 甘

性 温

氣 氣薄於味陰中之陽

臭 朽

主 消渴陰痿不足

反 惡馬目毒公

製 聖惠方 椹如大豆大以甕瓶盛用好酒二㪷浸以泥重封瓶口將馬糞及

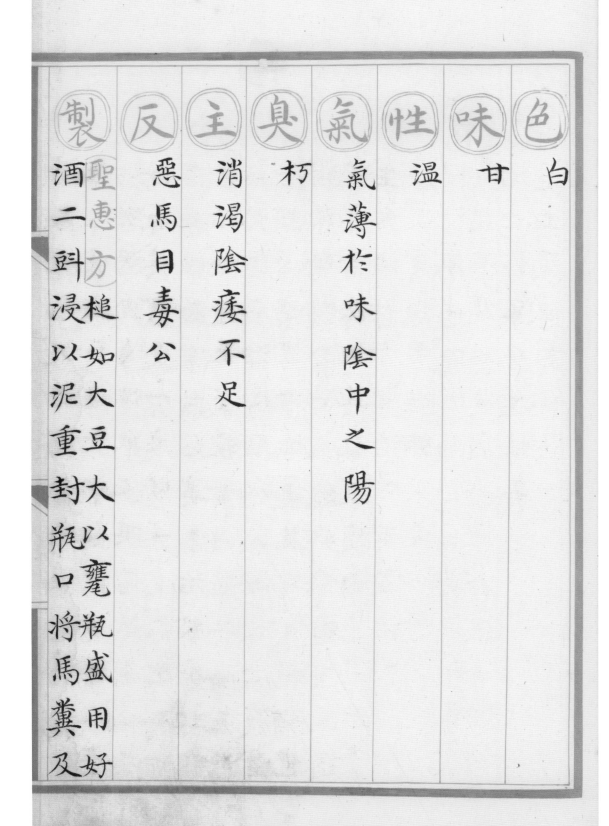

糠火燒之長令酒小沸從卯至午即住火候次日煖一中盞飲日可三度如喫酒少隨性飲之其白石英可更一度燒之

治 療藥性論云白石英能治肺癰吐膿治欬逆上氣疸黃日華子云五色石英平治心腹邪氣女人心腹痛鎮心療胃中冷氣益毛髮悅顏色治驚悸安寃定魄壯陽道下乳通亮者為上其補益隨藏色而治青者治肝赤者治心黃者治皮膚白者治肺黑者治腎

合治 以一兩朱砂一兩白石英同研為散每服半錢食後夜卧煎金銀湯調下治心臟不安驚悸善忘上膈風熱化痰

石之石

紫石英無毒　石生

紫石英

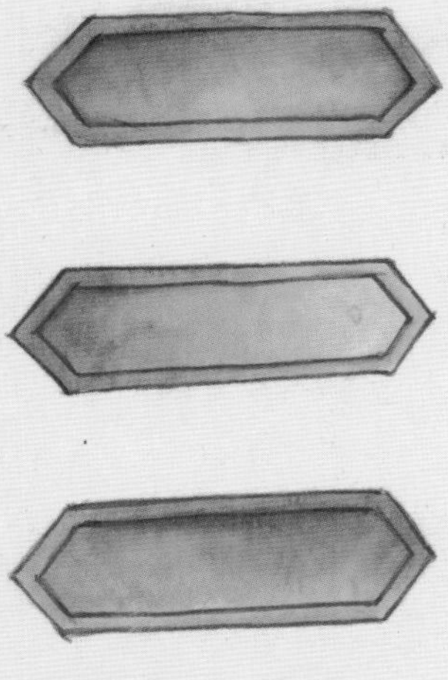

紫石英出神農本經主心腹欬逆邪氣補不足

女子風寒在子宮絶孕十年無子久服温

中輕身延年以上朱字神農本經療上氣心腹痛寒
熱邪氣結氣補心氣不足定驚悸安魂魄
填下焦止消渴除胃中久寒散癰腫令人
悅澤以上黑字名醫所録

地

圖經曰生泰山及嶺南會稽欲令如削紫色達頭如摶蒲者陶隱居云泰山石色重澈下有根最佳會稽石形色如石榴子最下先時並雜用今惟用泰山石餘處者可作丸酒餌又按嶺表異録云今隴州山中多紫石英其色淡紫其實瑩澈隨其大小皆五稜兩頭如箭鏃煑水飲之暖而無毒

比北中白石英其力倍矣

時　生無時　採無時

用　光澈而有根者佳

質　五稜而兩頭如箭鏃

色　淡紫

味　甘

性　熱

氣　氣薄於味陰中之陽

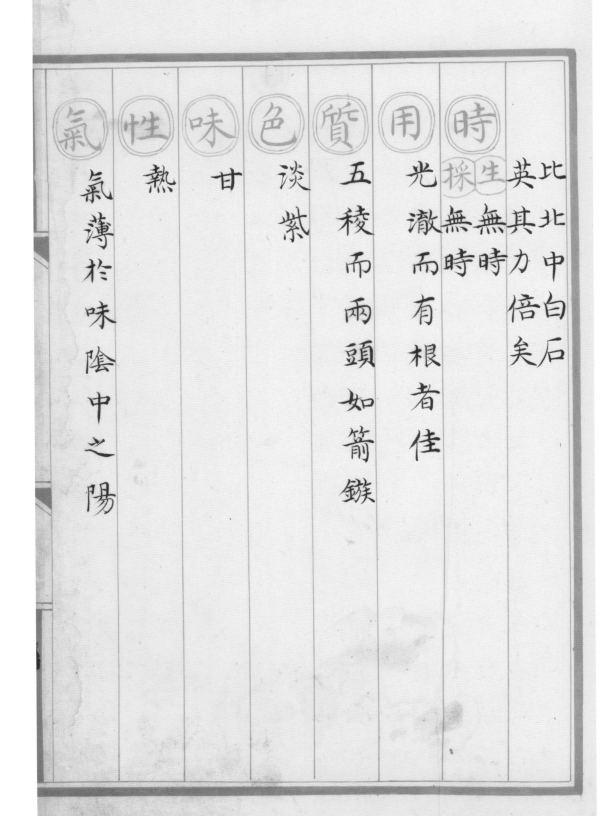

臭 朽

主 心腹痛

助 長石爲之使

反 畏扁青附子

製 打碎如米豆大水淘一遍以水一斗煮取二升去滓澄清細細服或煮粥羹食亦得服盡更煎之

治 （療藥性論云）紫石英君女人服之有子生養肺氣治驚癇蝕膿虛而驚悸不安加而用之（日華子云）紫石英治癰腫毒

得茯苓人參芎藭共療心中結氣得天雄昌蒲共療霍亂紫石英白石英寒水石石膏乾薑大黃龍齒牡蠣甘草滑石等分混合㕮咀以水一升煎去三分不用滓治風熱瘈瘲及驚癇

石之石

五色石脂 無毒　石生

青石赤石黃石白石黑石脂 出神農本經 主黃疸洩痢腸澼膿血陰蝕下血赤白邪氣癰腫疽痔惡瘡頭瘍疥瘙久服補髓益氣肥

健不饑輕身延年五石脂各隨五色補五

臟以上朱字神農本經

石之石

青石脂無毒　　石生

青石脂

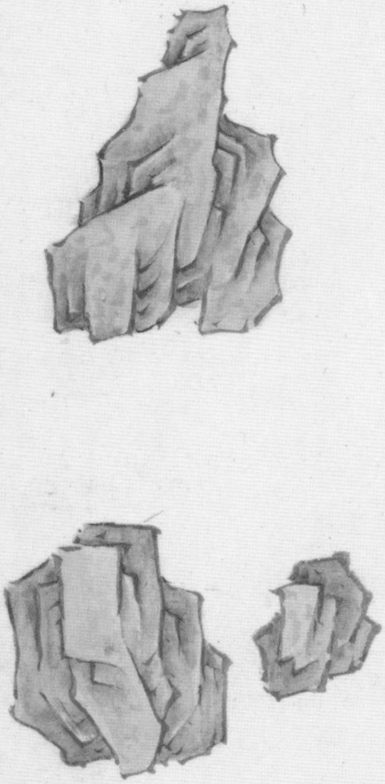

青石脂主養肝膽氣明目療黄疸洩痢腸澼女子帶下百病及疽痔惡瘡久服補髓益氣不饑延年名醫所録

名 青符

地 唐本注云出蘇州餘杭山今不採而蘇州今乃見貢赤白二種然入藥不甚佳惟延州山中所出最良揭兩石中取之延州每以蕃寇圍城苦無水乃掘地深廣三五丈以石脂峹固貯水得經時久不滲漏宜以此爲良

石之石

赤石脂 無毒　石生

赤石脂

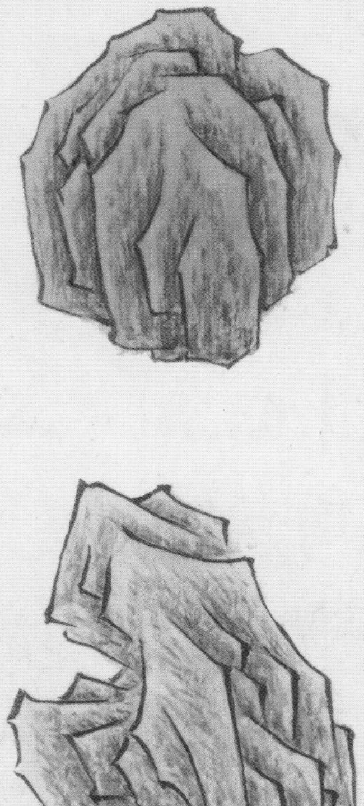

赤石脂主養心氣明目益精療腹痛洩澼下痢赤白小便利及癰疽瘡痔女子崩中

漏下産難胞衣不出久服補髓好顔色益

智不饑輕身延年名醫所録

名 赤符　䒳石

地 圖經曰赤石脂生濟南射陽及泰山之陰蘇恭云濟南泰山不聞出者惟虢州盧氏縣澤州陵川縣慈州呂鄉縣並有及宜州諸山亦出今出潞州以色理鮮膩者為勝採無時古人亦有單服食者衍義曰赤石脂今四方皆有以舌試之粘著者為佳唐本注云五石脂中又有石骨似骨如玉堅潤服之力勝鍾乳

時採 無時

用 粘舌者爲上

質 色理鮮膩

色 赤

味 甘

性 大温

氣 氣之薄者陽中之陰

臭 朽

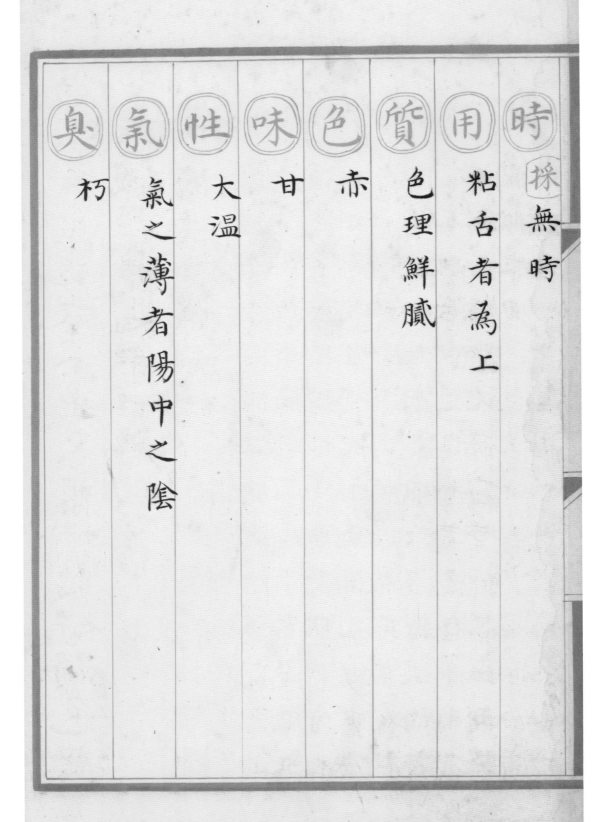

主 補五臟虛乏

反 惡大黃松脂畏芫花

治 療千金翼論云治痰飲吐水無時節者其源以冷飲過度遂令脾胃氣羸不能消於飲食飲食入胃則皆變成冷水反吐不停皆赤石脂散主之赤石脂一斤擣篩服方寸匕酒飲自任稍稍加至三匕服盡一斤則終身不吐淡水又不下痢補五臟令人肥健有人痰飲服諸藥不効用此方遂愈其雜諸藥用者則張仲景治傷寒下痢不止便膿血者桃花湯主之其方用赤石脂一斤一半全用一半末用乾薑一

兩粳米半升以水七升煑之米熟為準去滓每飲七合内赤石脂末方寸匕服日三愈止後服不爾盡之又有烏頭赤石脂丸主心痛徹背者烏頭一分附子二分並炮赤石脂乾薑蜀椒各四分五物同杵末以蜜和丸大如梧子先食服一丸不止稍增之

【合治】

治小兒疳瀉用赤石脂杵羅為末如麪以粥飲調半錢服立瘥或以京芎等分同服更妙

【衍義曰】有人病大腸寒滑小便精出諸熱藥服及一斗二升未甚効後有人教服赤石脂乾薑各一兩胡椒半兩同為末醋糊丸如梧桐子大空心及飯前米飲下五七十丸終四劑遂愈

解

服赤石脂發則心痛飲熱酒不解治之用葱豉綿裹水煮飲之

石之石

黃石脂無毒　石生

黃石脂

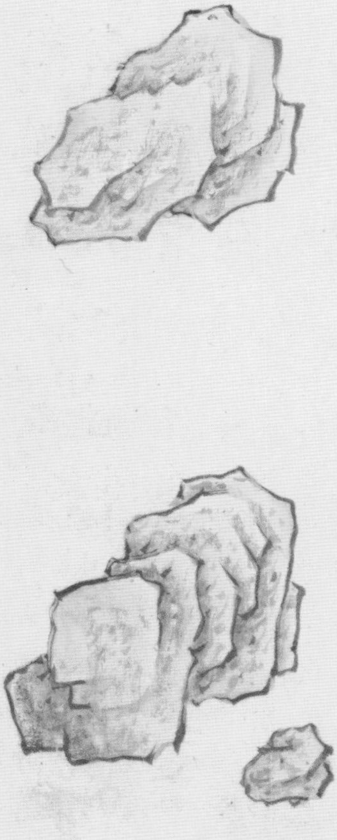

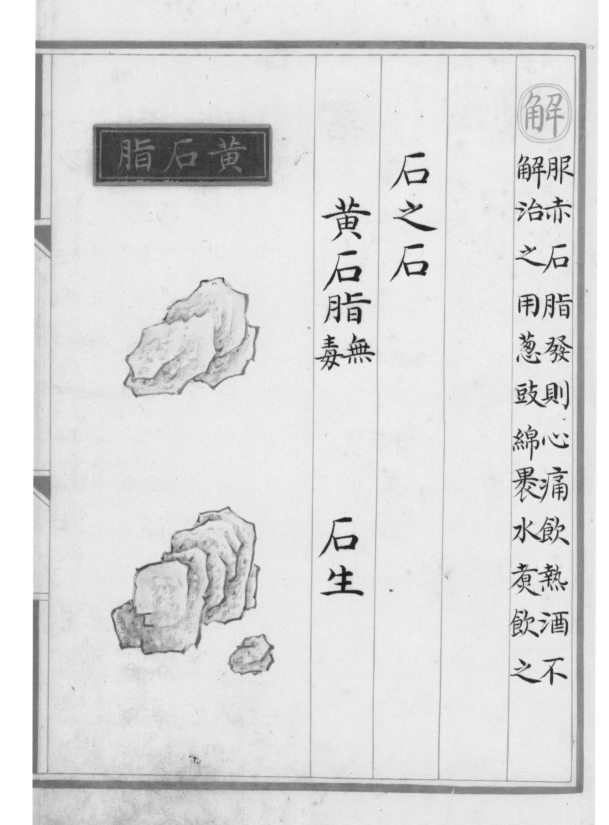

黄石脂主養脾氣安五臟調中大人小兒洩痢腸澼下膿血去白蟲除黄疸癰疽蟲久服輕身延年名醫所録

名 黄符

地 生嵩高山

時 採無時

色 黄

味 苦

【性】平

【氣】氣之薄者陽中之陰

【臭】朽

【助】曾青為之使

【反】惡細辛畏蜚蠊黃連甘草

【製】雷公云凡使須研如粉用新汲水投於器中攪不住手了傾作一盆如此飛過三度澄者去之取飛過者任入藥中使用服之不問多少不得食卵味

石之石

白石脂無毒　石生

白石脂

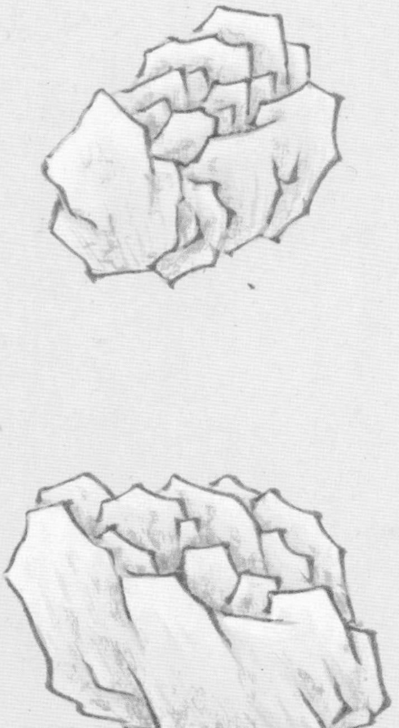

白石脂主養肺氣厚腸補骨髓療五臟驚悸不足心下煩止腹痛下水小腸澼熱溏

便膿血女子崩中漏下赤白沃排癰疽瘡
痔久服安心不饑輕身長年名醫所録

名 白符

地 圖經曰生泰山之陰○蘇恭云出慈州諸山泰山左側不聞有之今惟潞州有焉潞與慈相近此亦應可用古斷下方多用而今醫家亦稀使五色石脂舊經同一條並生南山之陽山谷中主治並同後人各分之所出既殊功用亦別用之當依後條然今惟用赤白二種餘不復識

時 採無時

色 白

味 甘

性 大温

氣 氣之薄者陽中之陰

臭 朽

主 養脾氣澁大腸

助 燕屎爲之使

反 惡松脂畏黃芩黃連甘草飛蠊又惡馬目毒公

治療

圖經曰獨行方治小兒臍中汁出不止無赤腫以白石脂細末熬溫撲臍中日三良又斗門方治瀉痢用白石脂乾薑二物停擣以百沸湯和麵為稀糊溲勻併手丸如梧子暴乾飲下三十丸久痢不定更加三十丸霍亂煎漿水為使衍義曰有初生未滿月小兒多啼叫致臍中血出以白石脂細末貼之即愈未愈微微炒過放冷再貼仍不得剥揭

合

得厚朴并米汁飲止便膿

石之石

黑石脂 無毒 石生

黑石脂

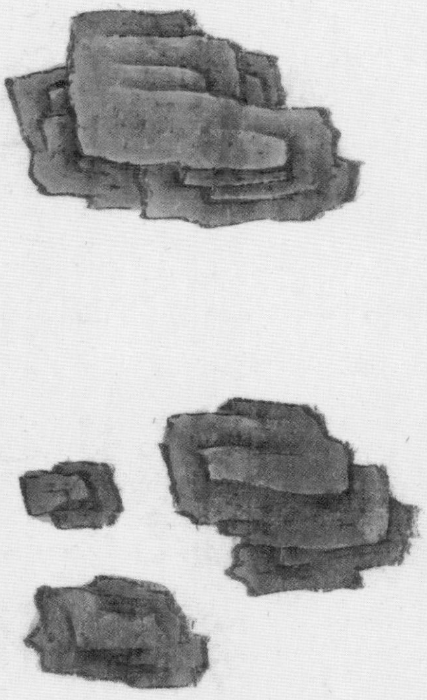

黑石脂主養腎氣強陰主陰蝕瘡止腸澼洩痢療口瘡咽痛久服益氣不饑延年 名醫

所録

名

石涅　石墨　黒符　石泥

地

出頬州陽城（陶隠居云）此五石脂如本経療體亦相似別録各條所以具載今俗用赤石白石二脂爾仙経亦用白石脂以塗丹釜好者出呉郡猶與赤石脂同源赤石脂多赤而色好惟可斷下不入五石散用好者亦出武陵建平義陽今五石散皆用義陽者出鄳縣界東八十里狀如㹠腦色鮮紅可愛隨採復而生不能斷痢而不用之餘三色脂有而無正用黒石脂乃可畫用爾（唐本注云）義陽即申州也所出者名桃花石非五色脂色

如桃花久服肥人土人亦以療下痢
舊出蘇州餘杭山大有今不收採爾

時 採無時

色 黑

味 甘

性 温

氣 氣之薄者陽中之陰

臭 朽

治 療 日華子云五色石脂並治瀉痢血
崩帶下吐血衄血并澀精淋瀝安

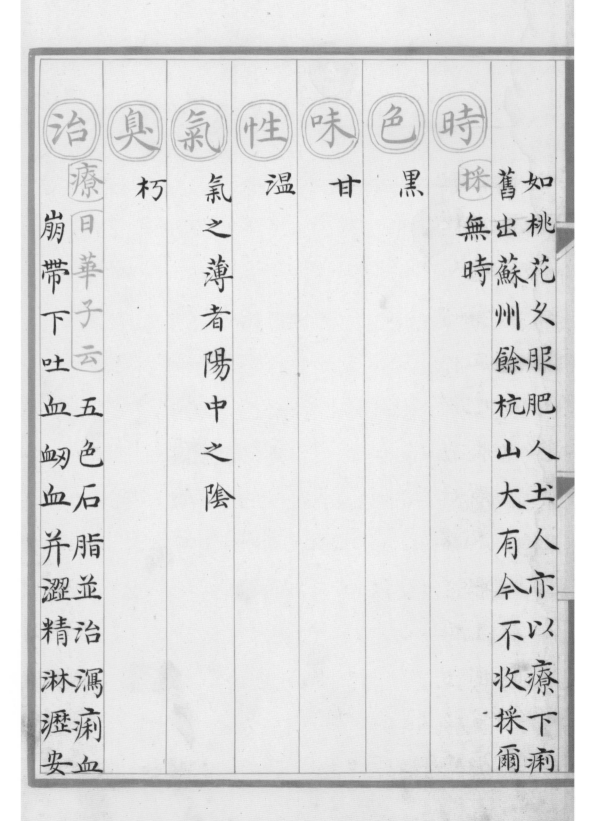

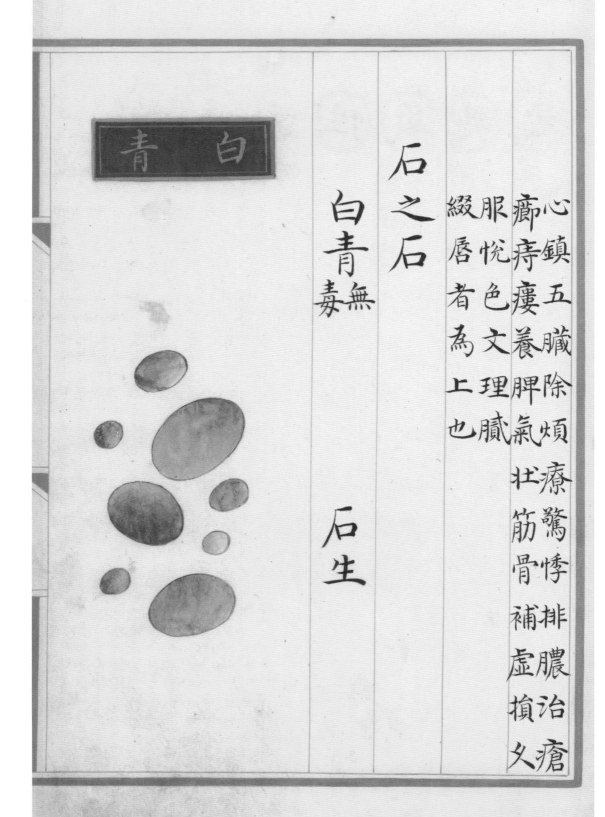

心鎮五臟除煩療驚悸排膿治瘡癧痔瘻養脾氣壯筋骨補虛損久服悅色文理膩綴唇者為上也

石之石

白青無毒　石生

白青

白青出神農本經主明目利九竅耳聾心下邪氣令人吐殺諸毒三蟲久服通神明輕身延年不老以上朱字神農本經可消為銅劍辟五兵

以上黑字名醫所録

名 碧青 魚目青

地 圖經曰 生豫章山谷

時 採無時

色 白

味 酸鹹

性 平

氣 味厚於氣陰也

臭 腥

治 療

陶隱居云此醫方不復用市人亦無買者惟仙經三十六水方中時有須處銅劍之法具在九元子術中

唐本注云陶所云今空青圓如鐵珠色白而腹不空者是也研之色白如碧亦謂之碧青不入畫用無空青時亦用之名魚目青以形似魚目故也今出簡州梓州者好

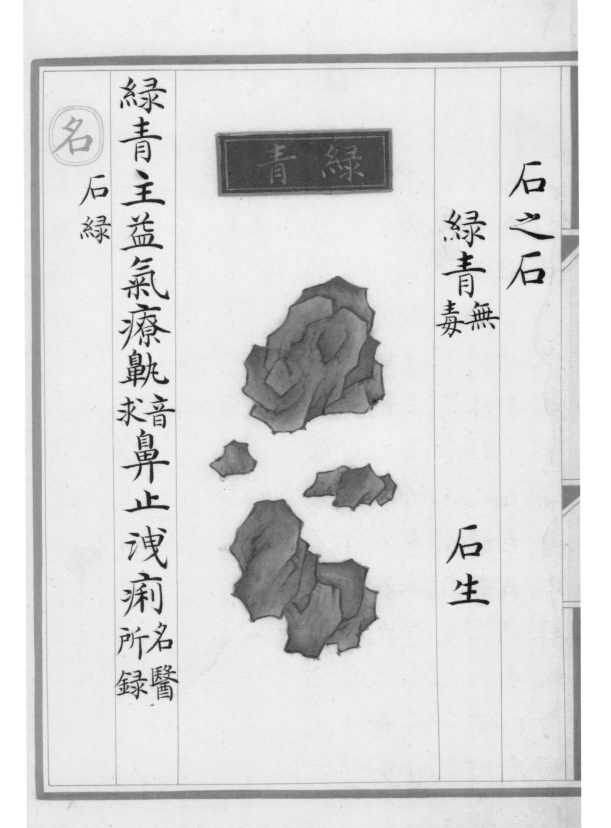

石之石

緑青 無毒　石生

緑青

緑青主益氣療鼽 音求 鼻止洩痢 名醫所錄

名

石緑

【地】〔圖經曰〕綠青今謂之石綠舊不著所
出州土但云生山之陰穴中本經次
空青條上云生益州山谷及越嶲山
有銅處此物當是生其山之陰耳今
出韶州信州其色青白即畫工用畫
綠色者極有大塊其中青白花文可
愛信州人用琢為腰帶環及婦人服
飾其入藥者當用顆塊如乳香不挾
石者佳〔陶隱居云〕此即用畫綠色者
亦出空青中相帶挾今畫工呼為碧
青而呼空青作綠青正相反矣〔唐本
注云〕綠青即扁青也畫工呼為石綠
其碧青即白青
也不入畫用

【時】〔採〕無時

【用】不挾石者佳

【色】翠綠

【味】酸

【性】寒

【氣】味厚於氣陰也

【臭】朽

【主】吐風痰

【治】療 圖經曰今醫家多用吐風痰其法揀取上色精好者先擣下篩更用

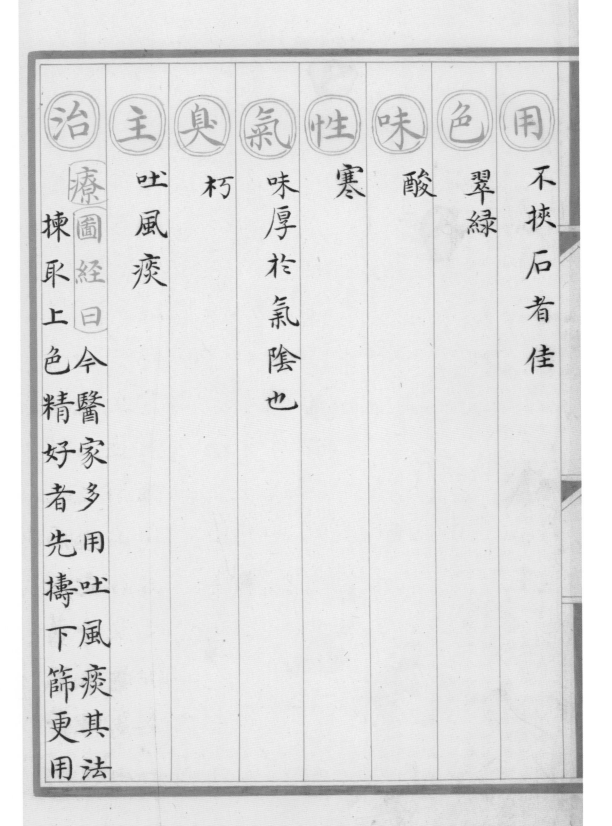

水飛過至細乃再研治之如風痰眩悶取二三錢匕同生龍腦三四豆許研匀以生薄苛汁合酒温調服使偃卧須臾涎自口角流出乃愈不嘔吐其功速扵他藥

石之石

扁青 無毒

石生

扁青

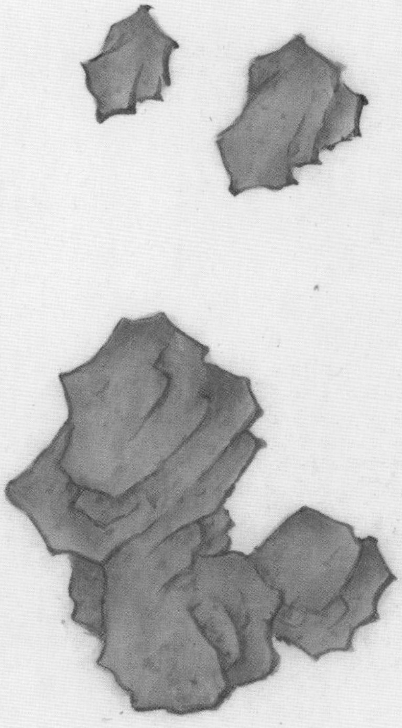

扁音編青出神農本經主目痛明目折跌音迭癰腫金瘡不瘳音抽破積聚解毒氣利精神久服輕身不老以上朱字神農本經去寒熱風痺及丈夫莖中百病益精以上黑字名醫所録

地 陶隱居云本經云生朱崖山谷武都朱提仙經俗方多無用者朱朱崖郡先屬交州在南海中晉代省之朱提郡今屬寧州唐本注云此即前條陶謂綠青是也朱崖巴南及林邑扶南舶上來者形塊大如拳其色又青腹中亦時有空者武昌者片塊小而色更佳簡州梓州者形扁作片而色淺也

時 採無時

色 綠

味 酸

性 寒

氣 味厚於氣陰也

臭 朽

主 丈夫內絕令人有子

石之水

石中黃子 無毒

石生

石中黃子

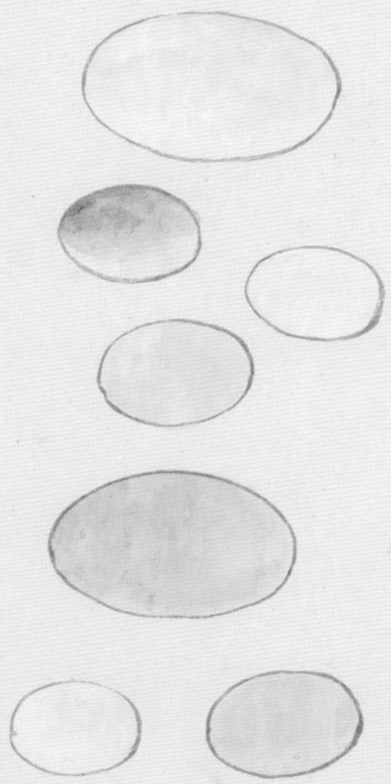

石中黃子久服輕身延年不老此禹餘糧殼中未成餘糧黃濁水也出餘糧處有之

陶云芝品中有石中黃子非也名醫所錄

地

圖經曰石中黃子本經不載所生州土云出禹餘糧處有之今惟出河中

府中條山谷内舊説是餘糧殻中未
成餘糧黄濁水今云其石形如麪劑
紫黒色石皮内黄色者謂之中黄兩
説小異謹按葛洪抱朴子云石子中
黄所在有之近水之山尤多在大石
中其石常潤濕不燥打石石有數十
重見之赤黄溶溶如雞子之在殻得
者即當飲之不爾即堅凝成石不中
服也破一石中多者有一升少者數
合法當正及未堅時飲之即堅凝亦
可末服也若然舊説是初破取者今
取用是久而堅凝者**衍義曰**石中黄
子此又字誤也子當作水況當條自
言未成餘糧黄濁水焉得卻名之子
也若言未乾者亦不得謂之子也子
字乃水字無疑又曰太一餘糧者則

是兼石言之者也今醫家用石中黃只石中乾者及細末者即便是若用禹餘糧石即用其殼故本條言一名石腦須火燒醋淬如此即是石中黃水為一等石中黃為一等太一餘糧為一等斷無疑焉

【時】【採】無時

【用】未堅凝者為上

【質】形如禹餘糧

【色】黃

【味】甘

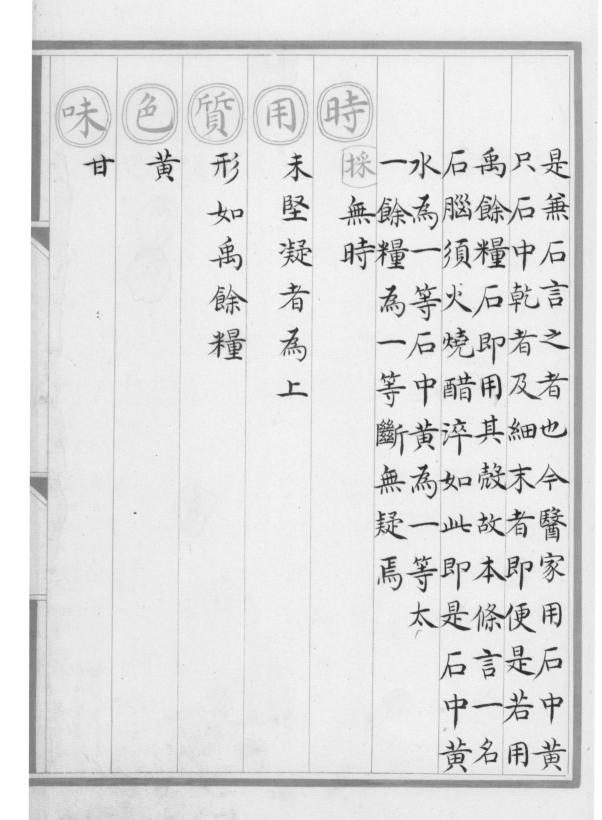

性 平

氣 氣薄於味陰中之陽

臭 朽

石之石

無名異無毒

石生

廣州無名異

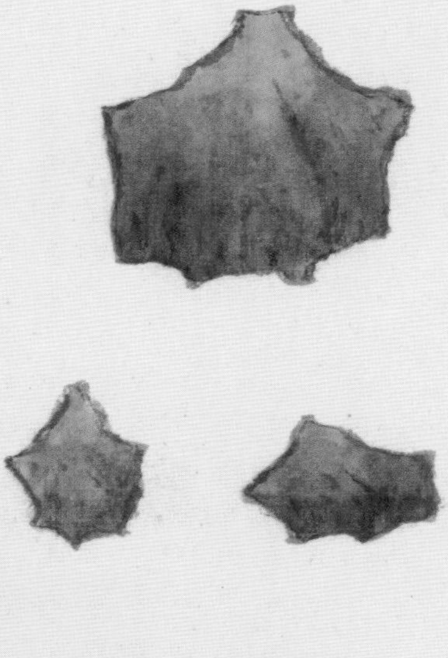

宜州無名異

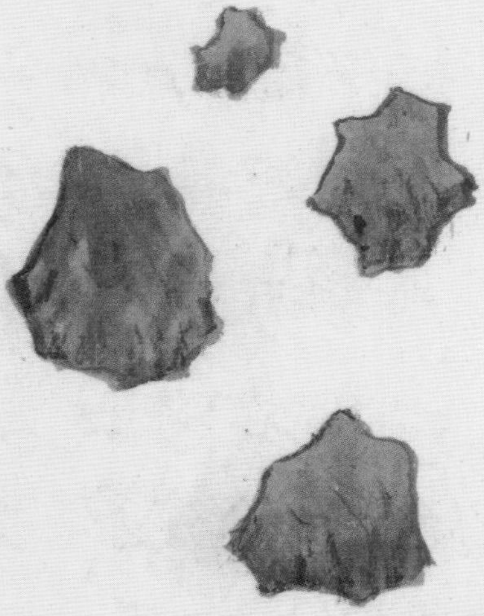

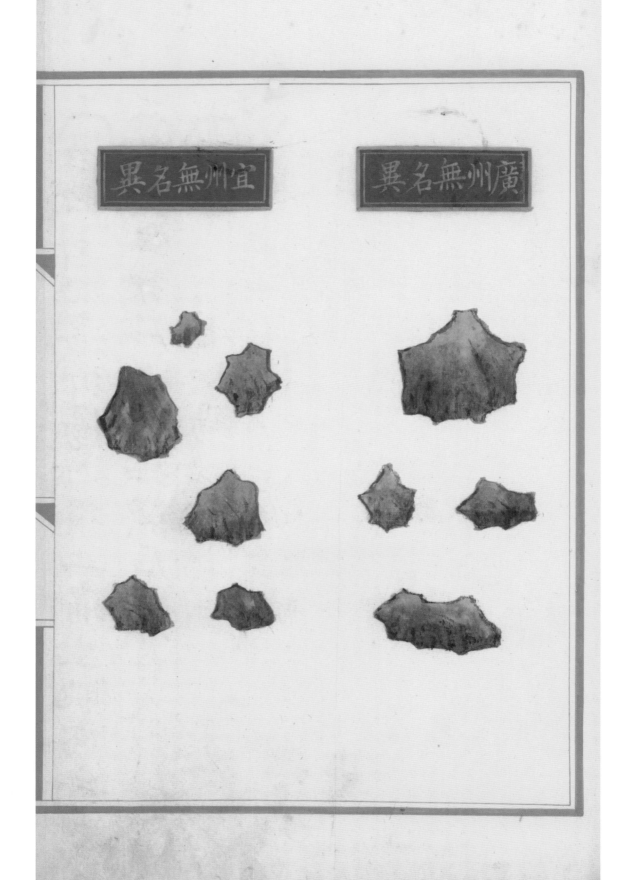

無名異主金瘡折傷內損止痛生肌肉出大食國生於石上狀如黑石炭蕃人以油鍊如鷖石嚼之如餳名醫所録

地 圖經曰無名異出大食國生於石上今廣州山石中及宜州南八里龍濟山中亦有之

時 採無時

質 如黑石子

色 黑褐色

味 甘

性 平

氣 氣薄於味陰中之陽

臭 朽

主 折傷內損止痛生肌

製 用時以醋磨塗傅所苦處

治 療圖經曰本經云味甘平主金瘡折傷內損生肌肉今云味酸寒消腫毒癰疪與本經所説不同疑别是一種又嶺南人云有石無名異絶

難得有草無名異彼人不甚貴重
豈本経説者為石而今所有者為
草乎
石之石

菩薩石無毒
石生

菩薩石

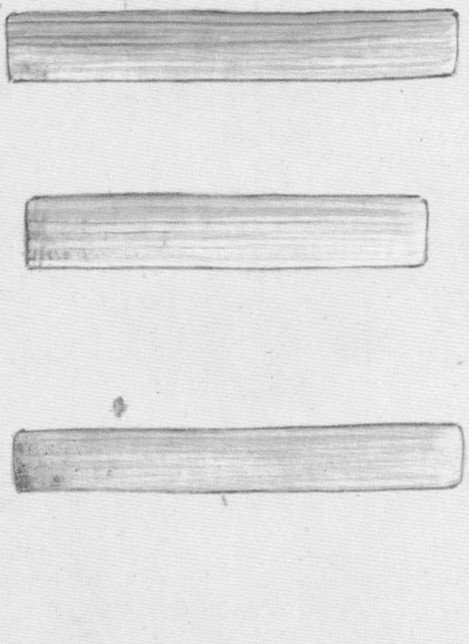

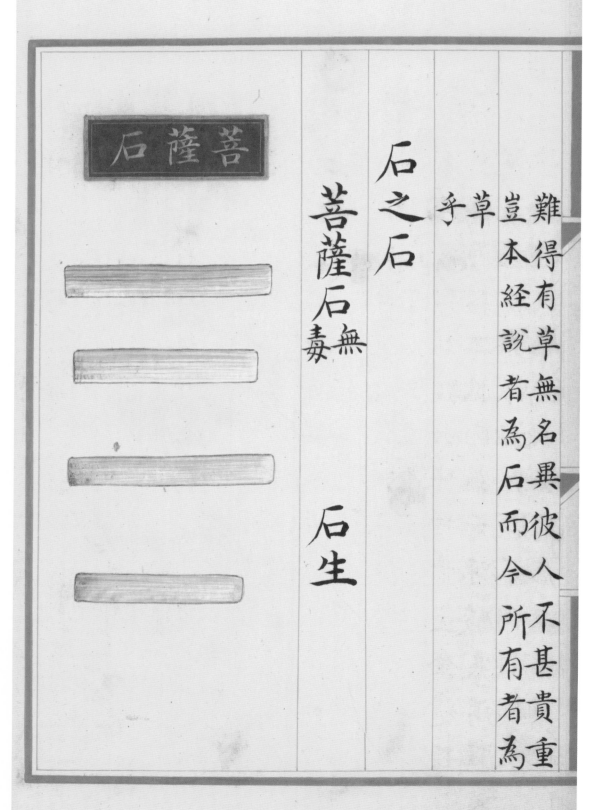

菩薩石主解藥毒蟲毒及金石藥發動作癰疽渴疾消撲損瘀血止熱狂驚癇通月経解風腫除淋並水磨服蛇蟲蜂蠍狼犬毒箭等所傷並末傅之良名醫所録

地

楊文公談苑云嘉州峨眉山有菩薩石人多採之色瑩白若泰山狼牙石上饒州水精之類日光射之有五色如佛頂圓光

行義曰菩薩石出峨眉山中如水精明澈日中照出五色光如峨眉普賢菩薩圓光因以名之今醫家鮮用

時採無時
質狀類水精
色白
性平
製水磨服及為末用

石之石

婆娑石無毒

石生

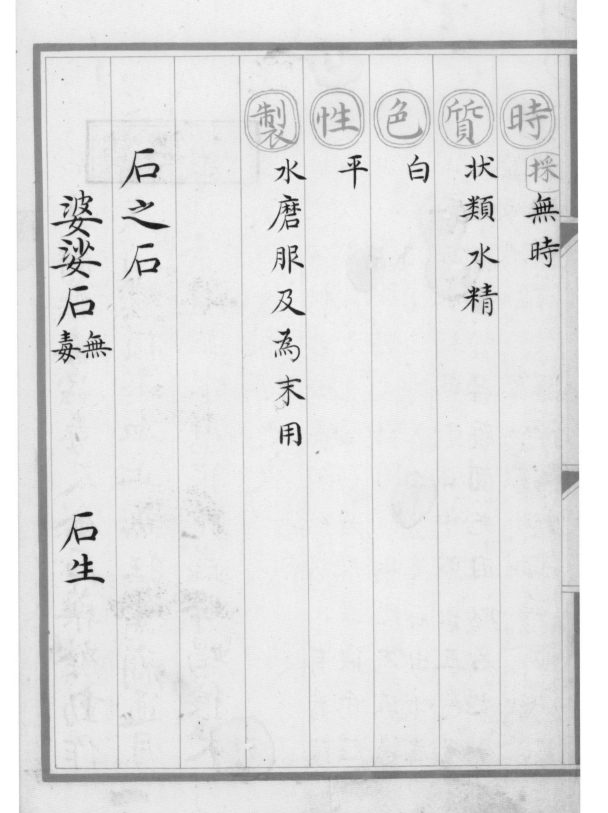

婆娑石

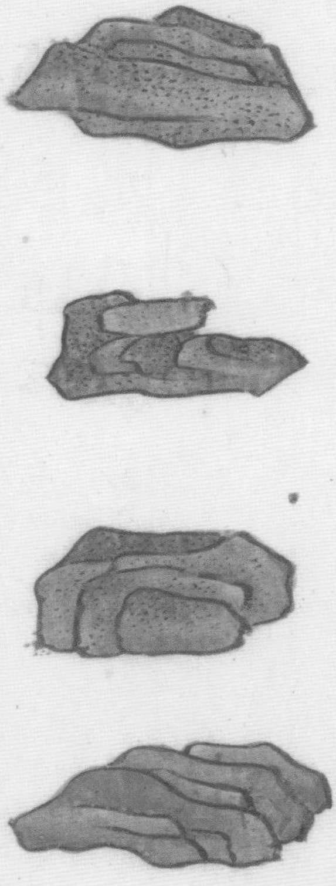

婆娑石主解一切藥毒瘴疫熱悶頭痛生南海胡人採得之無斑點有金星磨成乳汁者為上又有豆斑石雖亦解毒功力不及復有鄂緑有文理磨鐵成銅色人多以

此為之非真也凡欲驗真者以水磨點雞冠熱血當化成水是也名醫所錄

名 摩挲石

地 圖經曰婆娑石生南海胡人尤珍貴之以金裝飾作指彄帶之每欲食及食罷輙含吮數四以防毒今人有得指面許塊則價直百金人莫能辨但水磨涓滴點雞冠熱血當化成水乃真也

時 採無時

用 點雞冠血化水者佳

質 如淡色石綠

色 淡綠

味 甘

性 平

主 解一切毒

製 水磨用

贋 豆斑石為偽有黑斑點無金星

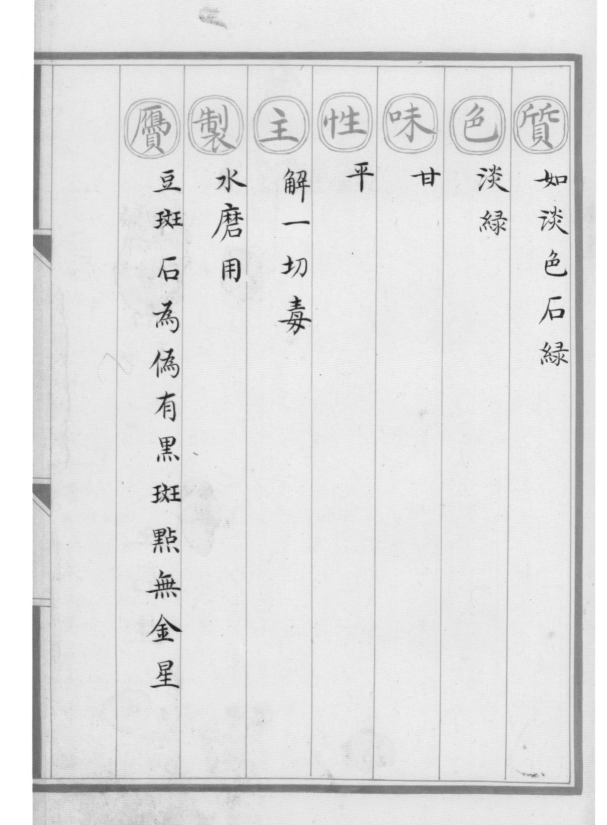

石之石

爐甘石 無毒

土石生

爐甘石

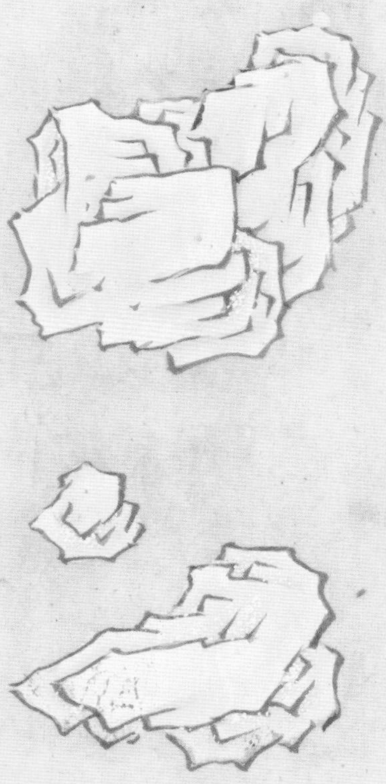

爐甘石主止血消腫毒生肌明目去瞖退赤収濕除爛同龍腦點治目中一切諸病

名醫所錄

【名】爐先生

【地】爐甘石所在坑冶處皆有川蜀湘東最多而太原澤州陽城高平靈丘融縣及雲南者為勝金銀之苗也其塊大小不一狀似羊腦鬆如石脂亦粘舌產於金坑者其色微黃為上產於銀坑者其色白或帶青或帶綠或粉紅赤銅得之即變為黃今之黃銅皆此物點化也

【時】【生】無時【採】無時

【用】粘舌者佳

質 類羊腦而鬆

色 白淺黄淺紅

味 甘

性 温

臭 朽

主 明目

製 凡用爐甘石以炭火煅紅童子小便淬七次水洗淨研粉水飛過晒用○

治 療 爐甘石陽明經藥也受金銀之氣治目病為要藥

石之石

鵝管石 無毒

石生

鵝管石

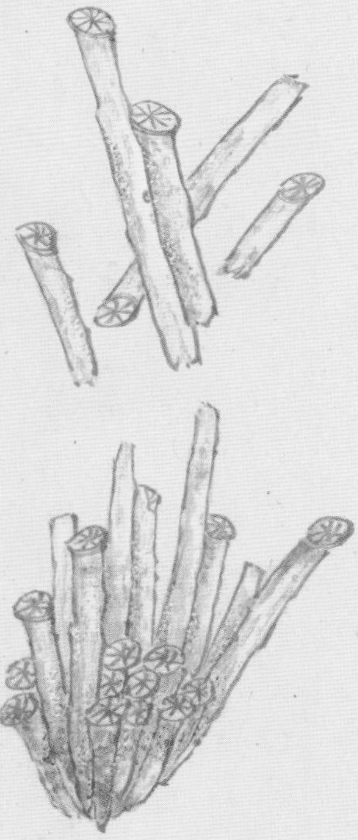

鵝管石主肺寒久嗽痰氣壅膈無治疳瘡

名醫所録

時 採 無時

質 類鍾乳而輕

色 白

味 甘

性 平

臭 朽

主 肺病

製 火煆研細用

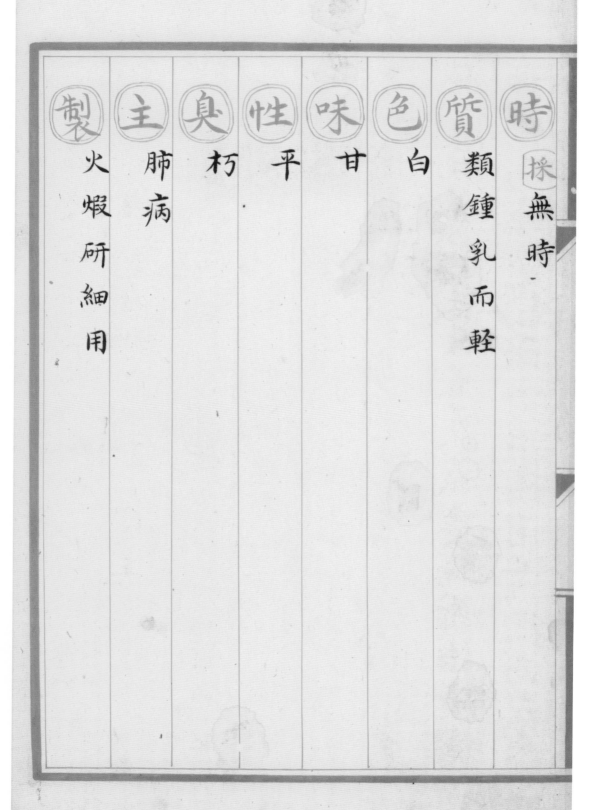

一十七種陳藏器餘

暈石無毒主石淋磨服之亦燒令赤投酒中服生大海底如薑石紫褐色極鬆似石是鹹水結成之自然有暈也

流黃香味辛温無毒去惡氣除冷殺蟲似流黃而香吳時外國傳云流黃香出都昆國在扶南南三千里南洲異物志云流黃香出南海邉諸國今中國用者從西戎来

白師子主白虎病向東人呼為歷節風置
白師子於病者前自愈此壓伏之義也白
虎鬼古人言如猫在糞堆中亦云是糞神
今時人掃糞莫置門下令人病此療之法
以雞子揩病人痛呪願送著糞堆頭勿反
顧
玄黄石味甘平温無毒主驚恐身熱邪氣
鎮心久服令人眼明令人悅澤出淄川北

海山谷土石中如赤土代赭之類又有一名零陵極細研服之如代赭土人用以當朱呼為赤石恐是代赭之類也人未用之石欄干味辛平無毒主石淋破血産後惡血磨服亦煑汁服亦火燒投酒中服生大海底高尺餘如樹有眼莖莖上有孔如物點之漁人以網罟得之初從水出微紅後漸青

玻瓈味辛寒無毒主驚悸心熱能安心明目去赤眼熨熱腫此西國之寶也是水玉或云千歲冰化為之應玉石之類生土石中未必是冰今水精珠精者極光明置水中不見珠也熨目除熱淚或云火燧珠向日取得火

石髓味甘温無毒主寒熱中羸瘦無顏色積聚心腹脹滿食飲不消皮膚枯槁小便

數疾癖塊腹内腸鳴下痢腰脚疼冷男子
絶陽女子絶產血氣不調令人肥健能食
合金瘡性擁宜寒瘦人生臨海華蓋山石
窟土人採取澄淘如泥作丸如彈子有白
有黄彌佳矣
霹靂鍼無毒主大驚失心恍惚不識人幷
下淋磨服亦煮服此物伺候震處掘地三
尺得之其形非一或言是人所造納與天

曺不知事實今得之亦有似斧刄者亦有
如挫刄者亦有安二孔者一用人間石作
也注云出雷州幷河東山澤間因雷震後
時多似斧色青黒斑文至硬如玉作枕除
魘夢辟不祥名霹靂屑也
大石鎮宅主災異不起宅經取大石鎮宅
四隅荊楚歲時記十二月暮日掘宅四角
各理一大石爲鎮宅又鴻寶萬畢術云埋

丸石於宅四隅鎚桃核七枚則鬼無能殃
也
金石味甘無毒主久羸瘦不能食無顔色
補腰脚冷令人健壯益陽有暴熱脫髮飛
煉服之生五臺山清涼寺石中金屑作赤
褐色
玉膏味甘平無毒玉石主延年神仙術家取
蟾蜍膏軟玉如泥以苦酒消之成水此則

為膏之法令玉石間水飲之長生令人體
潤以玉投朱草汁中化成醴朱草瑞物已
出金水卷中十洲仙記瀛洲有玉膏泉如
酒飲之數杯輒醉令人長生洲上多有仙
家似吳兒雖仙境之事有可憑者故引以
為證也
温石及燒塼主之得熱氣徹腰腹久患下
部冷久痢腸腹下白膿燒塼并温石熨及

坐之並瘥但取堅石燒煖用之非別有溫
石也
印紙無毒主令婦人斷產無子翦有印處
燒灰水服之一錢匕神効
煙藥味辛溫有毒主瘰癧五痔瘻瘿瘤瘡
根惡腫石黃空青桂心並四兩乾薑一兩
為末取鐵片闊五寸燒赤以藥置鐵上用
甆椀以猪脂塗椀底藥飛上待冷即開如

此五度隨瘡孔大小以藥如鼠屎內孔中
麵封之三度根出也無孔者鍼破內之
特蓮𢊿味辛苦温小毒主飛金石用之煉
丹亦須用生西國似石脂蠣粉之類能透
金石鐵無礙下通出
阿婆趙榮二藥有小毒主疔腫惡瘡出根
蝕瘜肉肉刺齊人以白薑石犬屎緋帛棘
鍼鈎等合成如墨硬土作丸又有阿婆趙

榮藥功狀相同云石灰和諸蟲及緋帛棘
鍼合成之並出臨淄齊州
六月河中諸熱砂主風濕頑痹不仁筋骨
攣縮脚疼冷風掣癱緩血脉斷絶取乾沙
日暴令極熱伏坐其中冷則更易之取熱
徹通汗然後隨病進藥及食忌風冷勞役

本草品彙精要卷之二

本草品彙精要卷之三 十三

草部下品之上

草之草

附子有大毒

植生

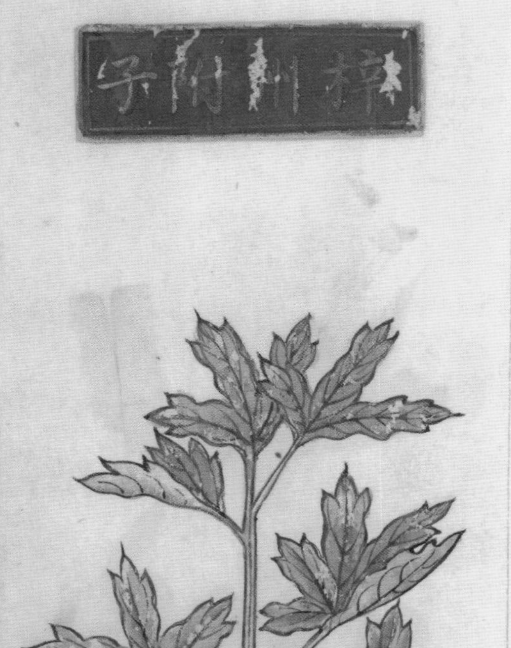

梓州附子花

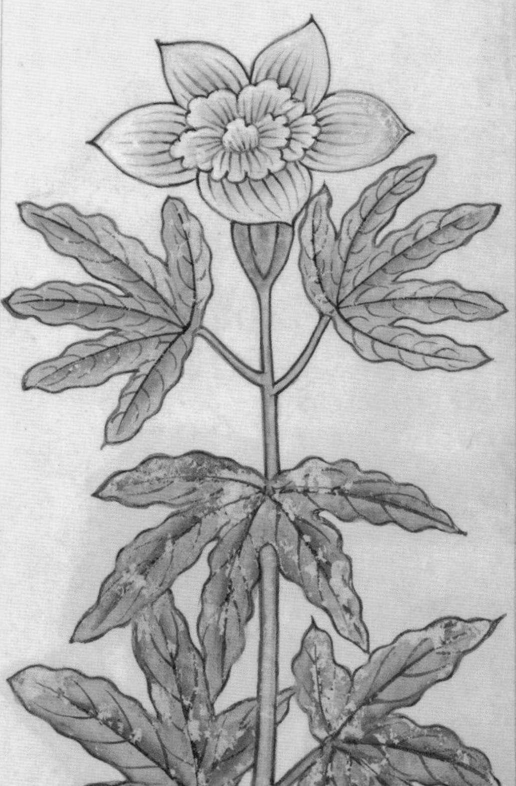

附子出神農本經主風寒欬逆邪氣溫中金瘡破癥堅積聚血瘕寒濕踒烏卧切躄拘攣膝痛不能行步以上白字神農本經脚疼冷弱腰脊風寒心腹冷痛霍亂轉筋下痢赤白堅肌骨

强陰為百藥長 以上黑字名醫所録

苗

圖經曰苗高三四尺莖方中空葉厚四四對生與蒿相似花碧子黑如椹即烏頭根旁散生圓大如芋者也其種出龍州種之之法冬至前先肥腴陸田耕五七遍以豬糞糞之然後佈種逐月耘耔至次年八月後方成

衍義曰烏頭烏喙天雄附子側子凡五等皆一物也止依大小長短似像而名之後世補虛寒則須用附子仍取其端平而圓大及半兩以上者其力全風家多用天雄亦取其大者以其尖角多熱性不肯就下故取傅散也用烏頭附子之大略如此餘三等各量其材而用之

地

圖經曰生揵為山谷及廣漢龍州綿州彰明縣種之惟赤水一鄉者最佳

道地梓州蜀中

時

生春生苗

採冬月取根

收

陰乾

用

根

質

類烏頭而圓大

色

皮黑肉白

味

辛甘

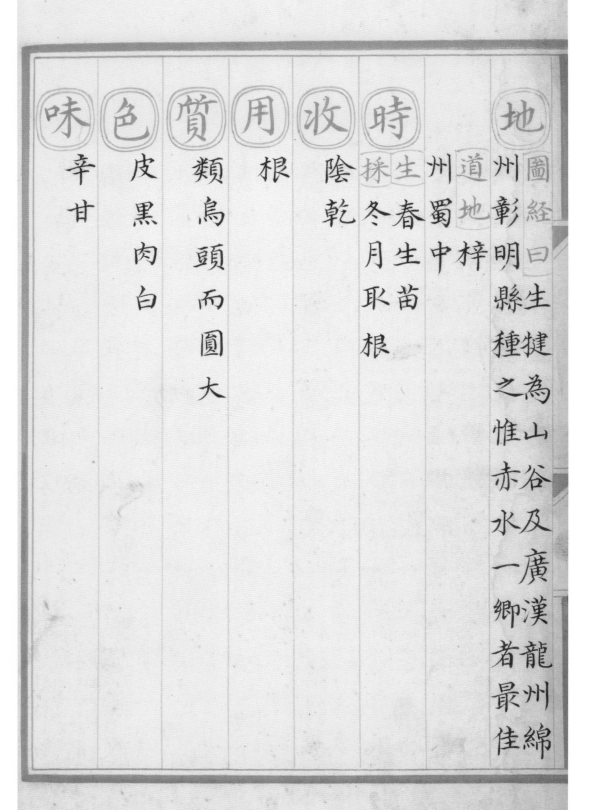

性 温一云大熱散

氣 氣之厚者陽中之陽

臭 朽

主 除六腑之沉寒補三陰之厥逆

行 手少陽經三焦命門之劑通行諸經引用

助 地膽為之使

反 畏防風黑豆甘草黄芪人參烏韭惡蜈蚣

製 雷公云凡修事每十兩於柳木文武灰火中炮令皴拆者去之用刀刮上

孕子并去底尖細劈破於屋下午地上掘一坑可深一尺安於中一宿至明取出若陰製即生去尖皮底薄切用東流水并黑豆浸五日夜漉出㬠乾一用紙裹數層以塩水蘸透灰火中炮一用童便浸炮俱去皮臍剉碎用

治

療 湯液本草云治脾濕腎寒 別錄云治卒忤停尸不能言口噤不開生附子為末置管中吹內舌下或吹喉中癢○療暴眼赤腫磣痛不得開又淚出不止削附子赤皮如蠶屎着眥中定為度

合治

去皮炮令折以蜜塗炙令蜜入內含之勿咽其汁療喉痺効○為末合醋

和塗丁瘡腫甚者乾即再塗○以一
枚重半兩者二枚亦得炮過合酒漬
春冬五日夏秋三日每服二錢日再
服療大風冷痰癖脹滿諸痺等病以
瘥為度○以大者一箇合生薑一片
細剉煮研如麪糊米飲下療嘔逆翻
胃○生末合醋及麪調傅男左女右
脚心日再換療大人久患口瘡○以
一枚去皮臍分作八片入鹽一錢水
一升煎半升温服治熱病吐下水及
下利身冷脉微發躁不止○黑附子
一箇去皮臍生擣為末用生薑汁調
如膏傅脚氣連腿腫滿久不差者乾
則再塗以消為度○一枚重七錢者
炮去皮臍為末每服四錢水兩盞合
鹽半錢煎取一盞温服療霍亂大瀉

不止○附子一枚酢漬三宿令潤微
削一頭内耳中上灸十四壯令氣通
耳内療耳聾風牙關急不得開者差
○一枚燒存性為末作一服合蜜水
調下治傷寒陰盛隔陽其人少躁熱
而不欲飲水者服此逼散寒氣然後
熱氣上行汗出乃愈○附子炮石膏
煅各等分為末入腦麝少許茶酒任
下半錢治頭痛○生附子一箇去皮
臍合菉豆一合同入銚内煑豆熟為
度去附子止服菉豆療頭風每箇附
子可煑五服後為末服之○用一箇
可半兩者立劈作四片生薑一大塊
亦立劈作三片如中指長合糯米一
撮以水一升煎取六合去滓服治陰
毒傷寒煩躁迷悶不醒人事急者如

人體温頓服厚衣覆或汁出
或不出候心神定即服别藥
妊娠不可服

禁

草之草

烏頭有大毒　植生

晉州烏頭

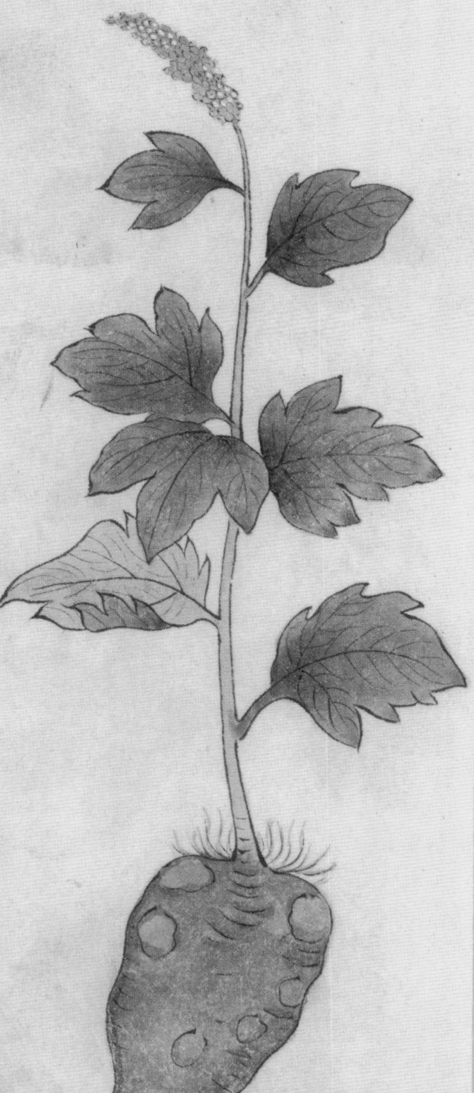

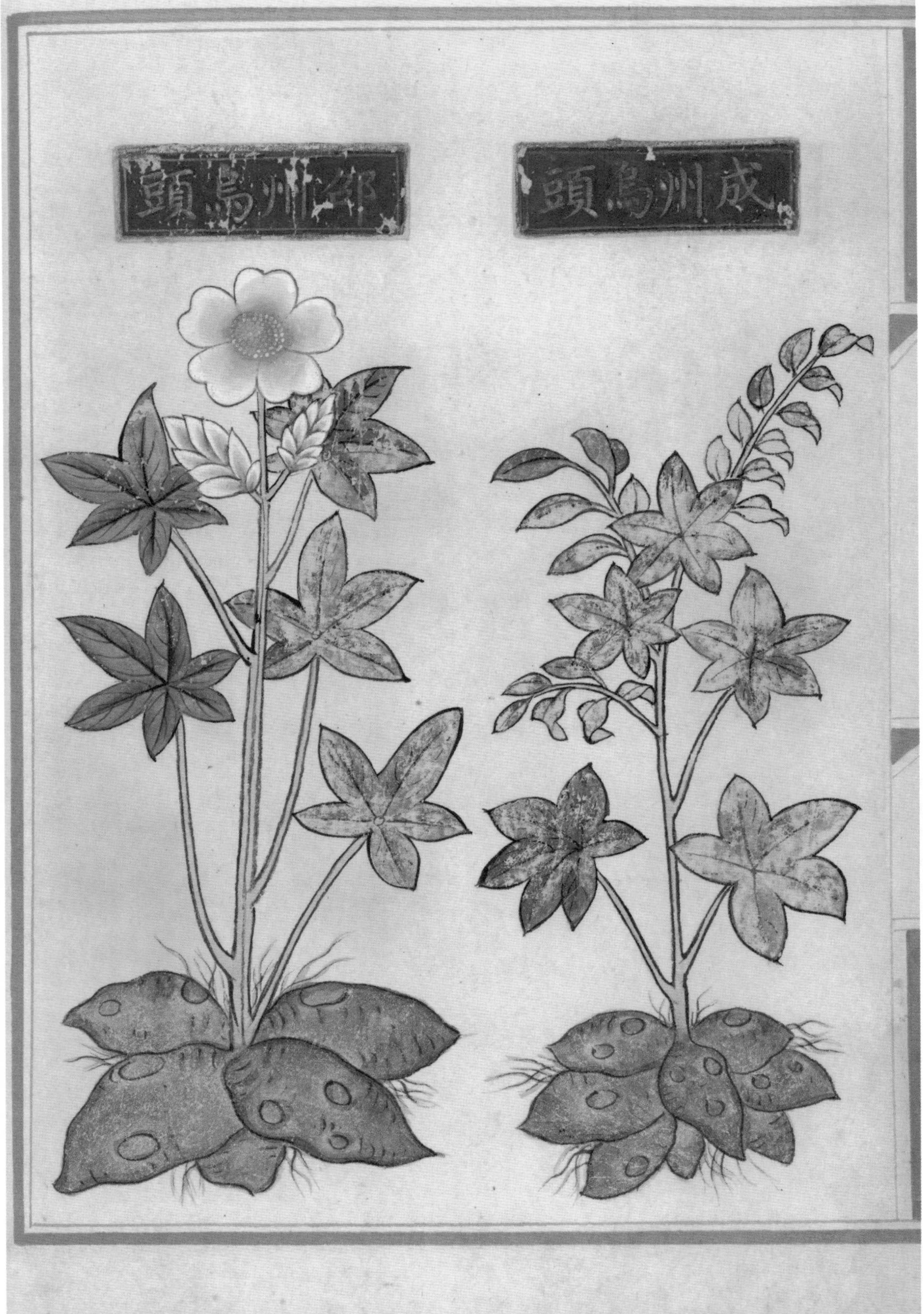
鄕州烏頭
成州烏頭

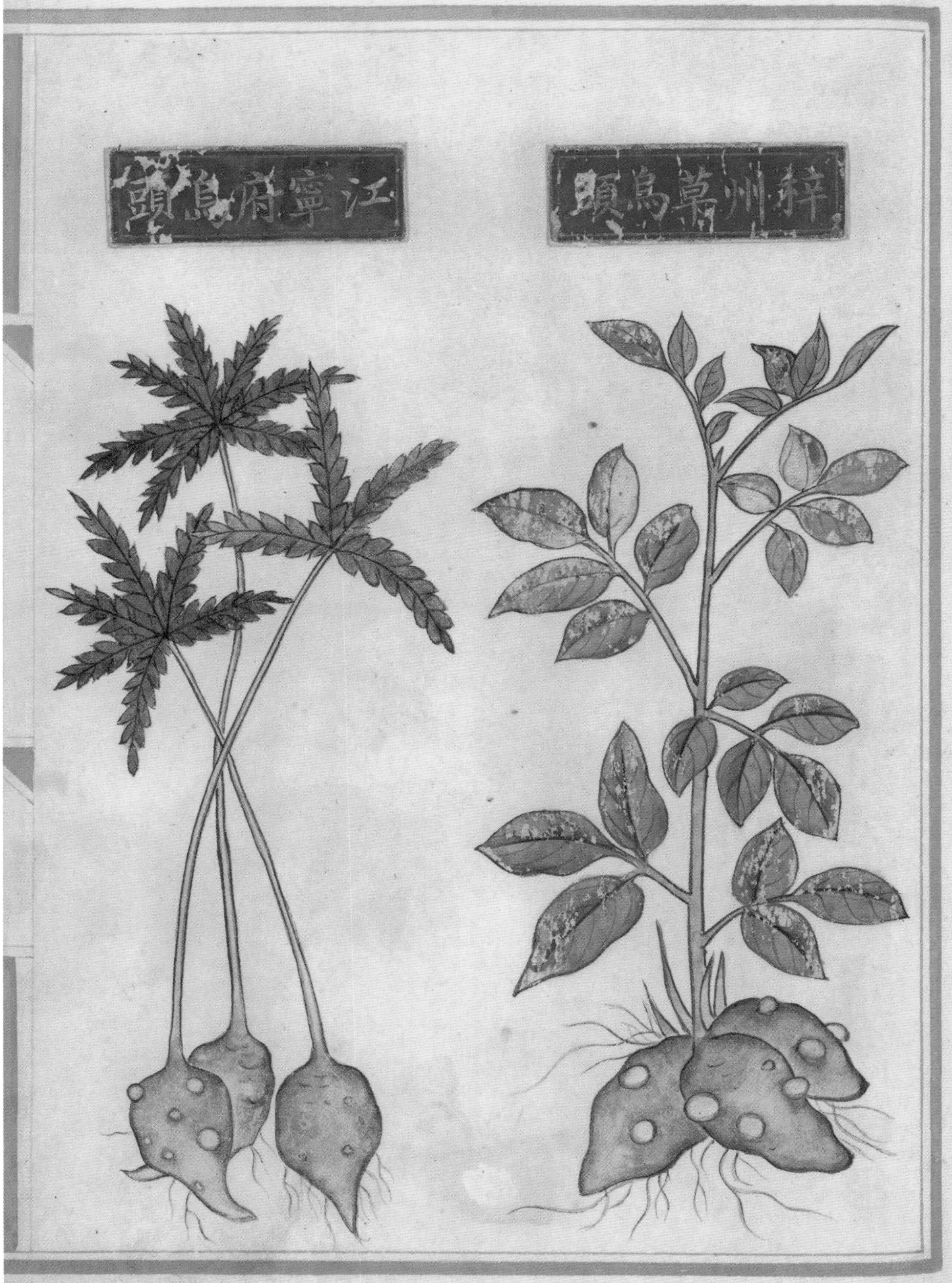
梓州草烏頭
江寧府烏頭

龍州烏頭

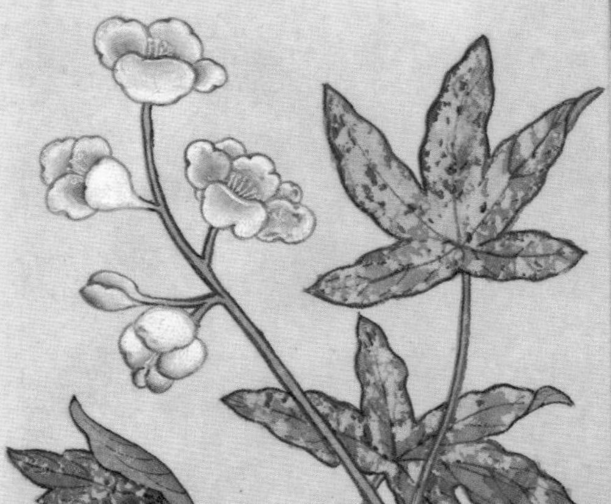

烏頭 出神農本經 主中風惡風洗洗出汗除寒濕痺欬逆上氣破積聚寒熱其汁煎之名射罔殺禽獸 以上白字神農本經

烏頭消胸上痰冷食不下心腹冷疾臍間痛肩胛痛不可俛

仰目中痛不可久視又墮胎○射罔味苦
有大毒療尸疰癥堅及頭中風痹痛○烏
喙音諱味辛微温有大毒主風濕丈夫腎濕
陰囊痒寒熱歷節掣引腰痛不能行步癰
腫膿結又墮胎以上黑字名醫所錄

名 芨 堇草 千秋 毒公 茛 果負 耿子 奚毒

苗 圖經曰苗高三四尺莖作四稜葉如
艾花紫碧色作穗實小紫黑色如桑
椹蓋烏頭附子烏喙天雄側子五物
同種而異名似烏鳥頭者為烏頭又

云原種者為烏頭兩岐狀如牛角者為烏喙細長至三四寸者為天雄散生如芋者為附子旁連生小者為側子也【日華子云】生去皮擣濾汁澄清旋添曬乾取膏獵人蘸箭鏃以射禽獸謂之射罔中人亦死宜速解之

【地】【圖經曰】出朗陵山谷及龍州綿州彰明縣皆有之【道地】出蜀土及赤水邵州成州晉州梓州江寧府者佳

【時】【生】春生苗【採】三月取根

【收】曬乾

【用】根

質 類附子而尖小

色 皮黑肉白

味 辛甘

性 温又云大熱

氣 氣之厚者陽中之陽

臭 朽

主 除寒濕散冷疾

行 諸經

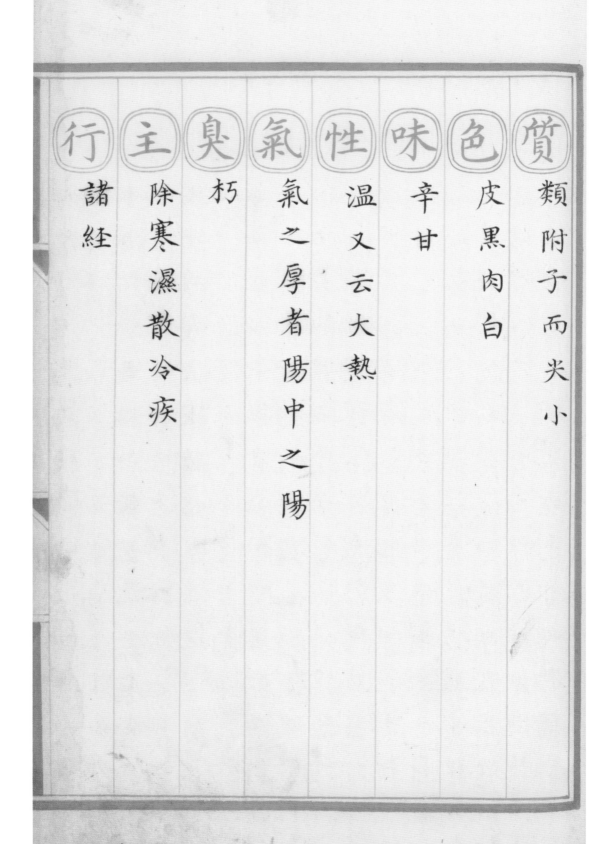

助 莽草遠志為之使

反 半夏栝樓貝母白斂白及惡藜蘆

製 凢用炮裂去皮臍切片

治 藥性論云除惡風憎寒濕痺逆氣冷痰包心腸腹疞痛痃癖氣塊齒痛○烏喙治男子腎氣衰弱陰汗及風温濕邪痛并寒熱陳藏器云射罔主瘻瘡瘡根結核瘰癧毒腫及蛇咬先取藥塗四畔漸漸近瘡習習逐病至骨瘡有熱膿及黃水出塗之若無膿水有生血及新傷肉破即不可塗立殺人亦如殺走獸傳箭鏃射之十步即倒別録云

久患疥癬以七枚生擣碎用水三
大盞煎一大盞去滓溫洗之○耳
鳴如流水聲并風聲久不愈漸聾
者用新掘得烏頭承濕削如棗核
大塞耳內晝夜更易不過
三日愈○射罔傅沙虱毒

補藥性論云益
陽事強志

合治

生者去皮臍擣末合釅醋調塗於故
帛上貼患風腰脚冷痺疼痛須臾痛
止○臘月取一升炒令黃作末絹袋
盛合酒三升浸溫服療頭風頭痛○
以一斤用五升許大瓷鉢盛合童子
小便浸逐日添注任令溢出浸二七
日其烏頭通軟揀去爛壞者不用餘
以竹刀切破每箇作四片用新汲水

淘七遍後浸之每日一易水至七日通前浸二十一日取出焙乾其藥潔白為末酒煮麪糊丸如菉豆大每服十丸空心鹽湯或酒下以些少粥飯壓之服此去一切冷氣及風痰止遍身疼痛益元氣強力固精益髓令人少病如冷氣稍盛加數服之○用一箇好者炭火燒煙欲盡取出地上盞子合定良久細研合蠟丸如麻子大每服三丸赤痢黃連甘草黑豆煎湯白痢甘草黑豆煎湯俱候冷吞下如瀉及肚疼水吞下每於空心服之忌熱物○以一斤合清油四兩鹽四兩鐺內熬令裂如桑椹色為度去皮臍入五靈脂四兩同為末擣令勻用蒸餅和丸如梧子大空心以溫酒或鹽

湯下二十丸治婦人血風虛冷月候
不匀或脚手心煩熱頭面浮腫頑麻
及丈夫風疾○去皮臍者五兩合五
靈芝五兩為末入龍腦麝香各少許
研令細滴水丸如弾子大每服一丸
先以生薑汁研化次以温酒調服之
日再空心及晚食前療癱緩風手足
嚲曳口眼喎斜語言蹇澁履步不正
治一人只須三十丸服五六丸後便
覺擡得手移得步十丸可以自梳頭
○○為末少許合頭醋調傅蠍螫止痛
取尖合黄檗等分為末療陷甲割
甲成瘡久不瘥者洗淨貼之○用三
兩以一兩生一兩炒一兩燒存性共
研為末合醋麪糊為丸如菉豆大每
服五丸空心服如瀉用井花水下赤

痢甘草湯下白痢乾薑湯下赤白痢
生薑甘草湯下○燒作灰合菖蒲等
分為末綿裹塞耳
中治耳鳴無晝夜

禁 妊娠不可服

忌 豉汁

解 人中射罔毒者以甘草藍青小豆葉
浮萍冷水薺苨解之

草之草

天雄 有大毒

植生

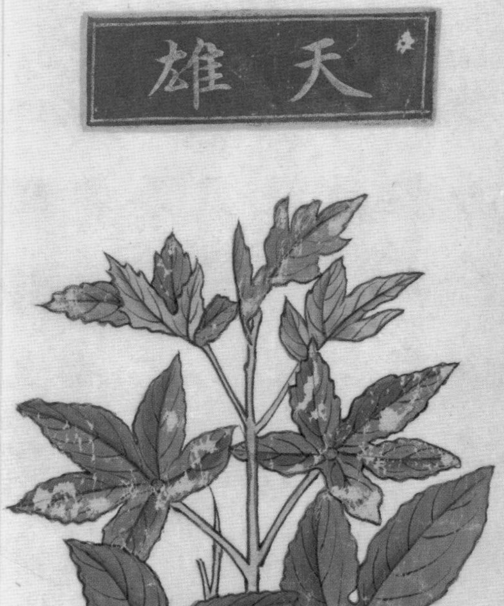

天雄出神農本経主大風寒濕痺歷節痛拘攣緩急破積聚邪氣金瘡強筋骨輕身健行

以上白字神農本経療頭面風去来疼痛心腹結積關節重不能行歩除骨間痛長陰氣强志

令人武勇力作不倦以上黑字名醫所錄

名 白幕

苗 圖經曰此是烏頭下與附子同生皆非正出其莖有稜而方高及二三尺葉如艾花作穗紫赤色有實如椹别說云始種烏頭而不生諸附子側子之類經年獨生三寸已上者謂之天雄蜀人種烏頭而生此物意為不利如養蠶而為白殭蠶也

地 圖經曰生少室山谷及蜀道綿州龍州

時 生 春生苗 採 二月八月中旬取

收 陰乾

用 根

質 類附子而細長

色 皮黑肉白

味 辛甘

性 大温散

氣 氣之厚者陽中之陽

臭 朽

主 助陽道煖水臟

行 諸經

助 遠志為之使

反 惡腐婢

製 凡用炮令裂去皮臍用

治 療藥性論云去風疾冷痺軟脚毒風能止氣喘促急日華子云除諸風一切氣通九竅利皮膚調血脉四肢不遂破痃癖癥結排膿止痛續骨消瘀血療霍亂轉筋背脊傴僂消風痰下胸膈水發汗止陰汗炮

含治喉痺

補 日華子云 暖腰膝益精明目補冷氣虛損

禁 妊娠不可服

忌 豉汁

解 殺禽獸毒

草之草

側子 有大毒

植生

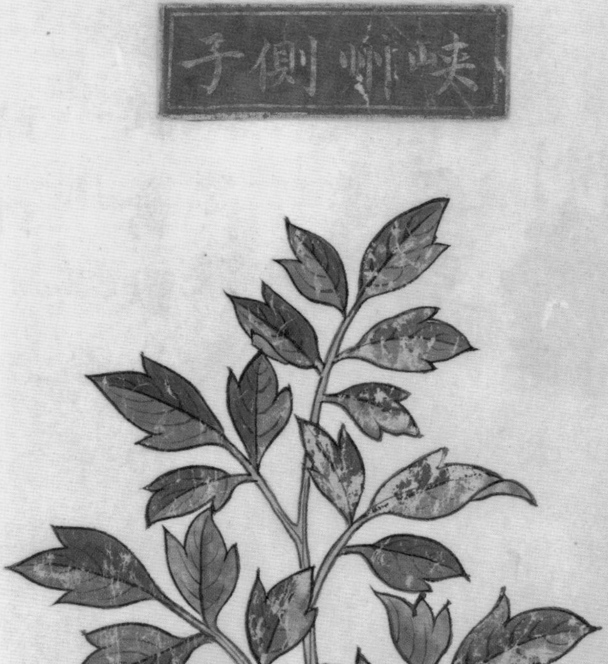

側子主癰腫風痺歷節腰脚疼冷寒熱鼠瘻名醫所錄

名

莨

虎掌

苗 蜀本圖經曰苗高二尺許葉似石龍芮及艾花紫赤色其實紫黑如椹唐本注云此雖與烏頭同根乃附子之旁出者也蘇公云附子旁生絶小如棗核者或云附子芽角削下者今據附子旁果有角如大棗核及有大如檳榔已來形狀不條削落而自是一顆則是附子旁出為側子明矣

地 圖經曰生犍為山谷及廣漢道地蜀地龍州綿州州者佳

時 生春生苗

收 採八月取根陰乾

用 根

質 類芋而小
色 皮黑肉白
味 辛
性 大熱散
氣 氣之厚者陽中之陽
臭 腥
主 冷風濕痺
行 諸經

助 地膽為之使

反 畏防風黑豆甘草黃芪人參烏韭惡蜈蚣

製 凡用炮裂去皮臍切片用

治 療陶隱居云除脚氣藥性論云治大風筋骨攣急

合治 作末合冷酒調服療遍身風瘮

禁 妊娠不可服

忌 豉汁

草之草

半夏 有毒

植生

齊州半夏

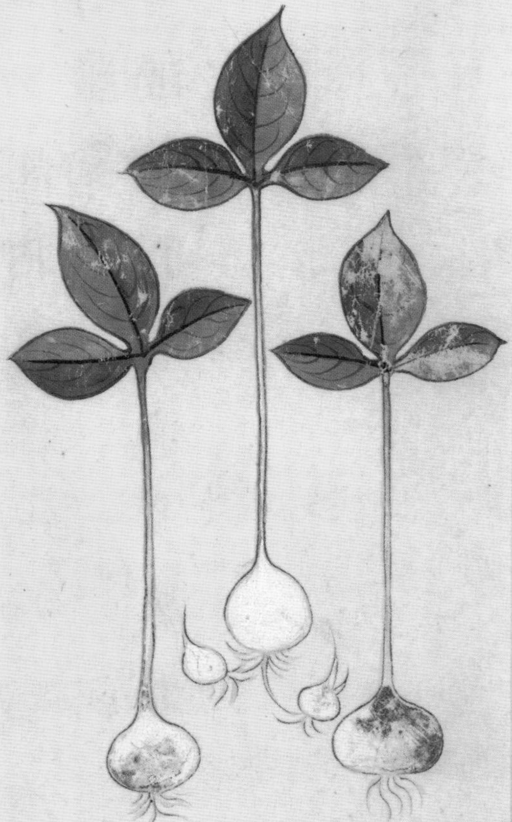

半夏 出神農本経 主傷寒寒熱心下堅下氣喉咽腫痛頭眩胸脹欬逆腸鳴止汗 以上白字神農本経 消心腹胸膈痰熱滿結欬嗽上氣心下

急痛堅痞時氣嘔逆消癰腫墮胎療瘻黄
悦澤面目生令人吐熟令人下

以上黑字名醫所録

守田　地文　水玉　示姑

名

苗

圖經曰春生苗一莖高尺許莖端三葉淺緑色頗似竹葉而光江南者似芍藥葉根下相重生上大下小皮黄肉白五月採者虛小八月採者實大然以圓白陳久者為佳其平澤生者甚小名羊眼半夏一種由跋生林下苗高一二尺許其根絶類半夏足能亂真

地

圖經曰生槐里川谷今在處有之陶隱居云出青州吳中亦有道地齊州

者為佳

時 生二月苗 採八月取根

收 暴乾

用 根

質 類南星而圓小

色 白

味 辛

性 平 生微寒 熟温

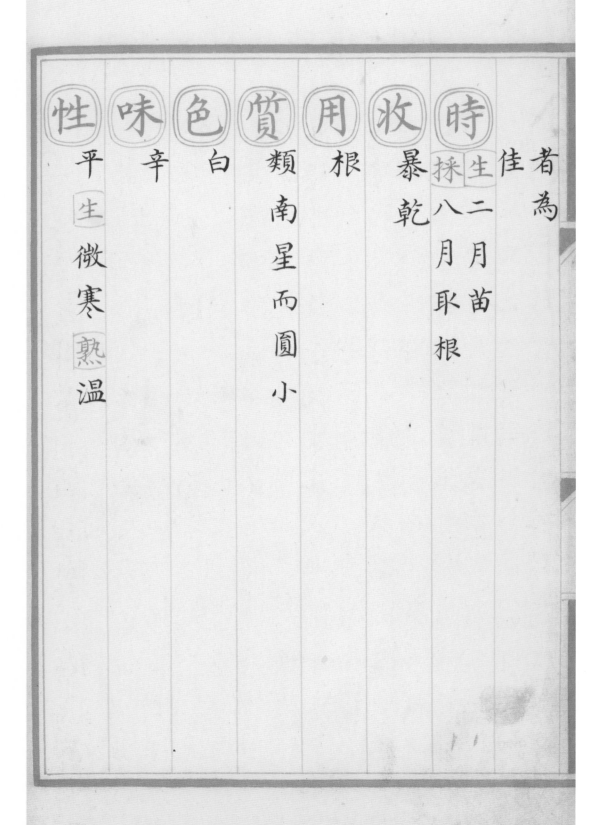

氣 氣之薄者陽中之陰

臭 朽

主 開胃健脾消痰止嘔

行 足陽明經太陰經少陽經

助 射干柴胡為之使

反 烏頭畏雄黄生薑乾薑秦皮龜甲惡皂莢

製 初採得當以灰裛二日却用湯泡洗十遍漉出洗去滑令盡生薑汁製之不爾戟人咽喉令人氣逆

治療

藥性論云消痰涎去胸中痰滿下肺氣除欬○新生者塗癰腫不消能除瘤癭氣虛而有痰者加用之日華子云治吐食反胃霍亂轉筋腸腹冷及痰瘧別錄云蝎瘻有五孔皆相通者作末水調傅之差○治五絶一曰自縊二曰墻壁壓三曰溺水四曰魘寐五曰產暈凢五絶皆以半夏一兩擣為末冷水和丸如大豆許內鼻中即愈及諸卒死如心溫者以大豆許末吹鼻可差

合治

以三升合人參三兩白蜜一斤用水一斗二升和揚之一百四十遍煑取三升半溫服一升日再服治反胃嘔吐及膈間支飲○以一升合生薑半

斤茯苓三两切碎用水七升煎取一
升半温分服療嘔噦穀不得下及眩
悸者○以半两湯浸洗七次去滑合
生薑一两同剉用水一大盞煎至六
分去滓分二服治時氣嘔逆不下食
○以四两淨洗焙乾擣羅為末合生
薑自然汁和為餅子以濕紙裹於慢
火中煨令香熟用水两盞煎彈丸大
餅子一塊入盐半錢同煎取一盞温
服治胷膈壅滯去痰開胃及治酒食
所傷其功極驗○以末三錢合白麪
一两和水溲作碁子塊用水煑以麪
熟為度加生薑醋調和服之治久積
不下食嘔吐不止冷在胃中者愈○
洗乾作末合生薑湯服一錢匕治傷
寒病啘不止○以少許洗擣末合酒

和丸如粟米大每服二丸生薑湯吞下治小兒腹脹如未差加數丸服或以火炮為末貼臍亦佳○不計多少酸漿浸一宿後用温湯洗五七遍去惡氣曬乾擣為末漿水溲作餅子仍曬乾再為末每五兩合腦子一錢研勻以濃漿脚和丸如雞頭子大以紗袋盛掛通風處陰乾每服一丸茶湯或薄荷湯下治膈壅風痰

禁 妊娠不可服渴病人不可服

解 誤食此中毒者以生薑汁解之

忌 羊血羊肉海藻飴糖

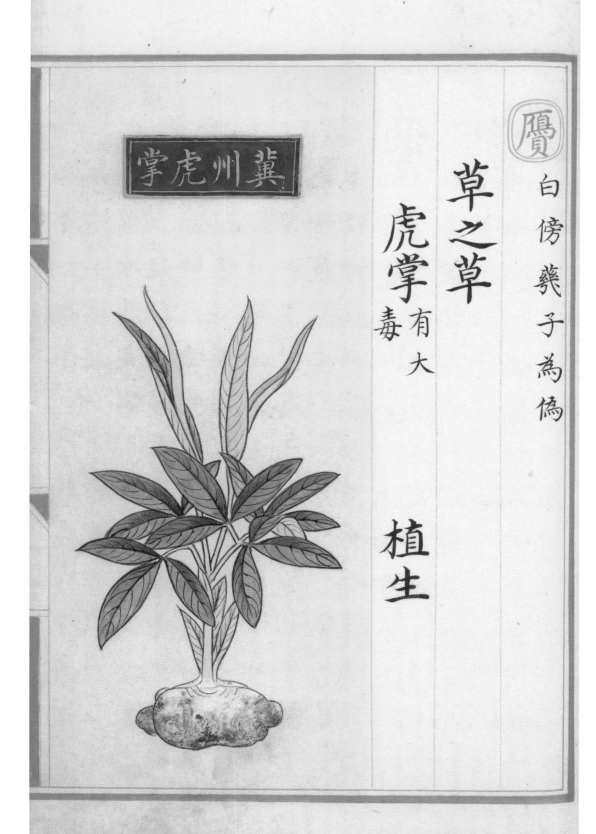

贗 白傍蘖子為偽

草之草

虎掌有大毒

植生

冀州虎掌

江州虎掌

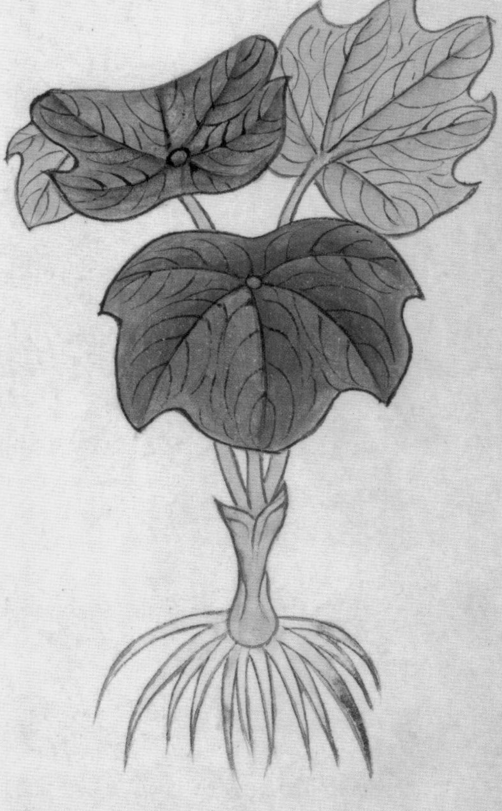

虎掌出神農本經主心痛寒熱結氣積聚伏梁傷筋痿拘緩利水道以上白字神農本經除陰下濕風眩以上黑字名醫所錄

苗圖經曰初生根如豆大漸長大似半夏而扁累年者其根圓及寸大者如

雞卵周匝生圓芽二三枚或五六枚三四月生苗高尺餘獨莖上有葉如瓜葉五六出分布尖而圓一窠生七八莖時出一莖作穗直上如鼠尾中生一葉如匙裹莖作房傍開一口上下尖中有花微青褐色結實如麻子大熟即白色自落布地一子生一窠其苗九月凋殘江州有一種草葉大如掌面青背紫四畔有芽如虎掌生三四葉為一本冬月常青不結花實與此名同故附見之唐本注云此藥是由跋宿者其苗一莖莖頭一葉枝丫[音鴉]胦[古協切]莖根大者如拳小者如鷄卵都似匾柿四畔有圓芽如虎掌故有此名其跋是新根猶大於半夏二三倍但四畔無子牙爾

地 圖經曰生漢中山谷及究句今河北州郡亦有道地冀州江州

時 生三月四月生苗 採二月八月九月取根

收 陰乾

用 根

質 類半夏而匾大

色 白

味 苦

性 温微寒淺

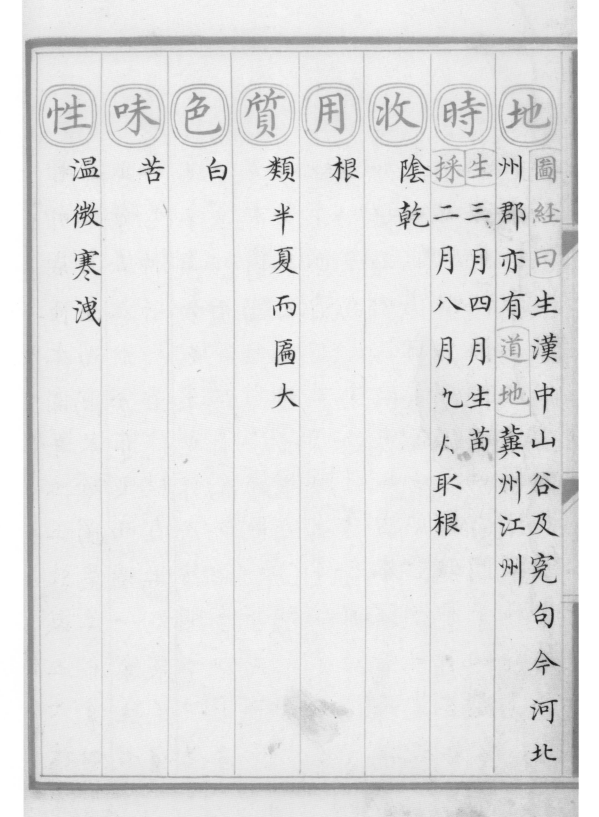

氣 氣薄味厚陰中之陽

臭 朽

主 疝瘕腸痛

助 蜀漆為之使

反 惡莽草

製 以湯漬三七日湯冷乃易日換三四遍洗去涎暴乾用之

治 療藥性論云治風眩目轉及傷寒時疾強陰

草之草

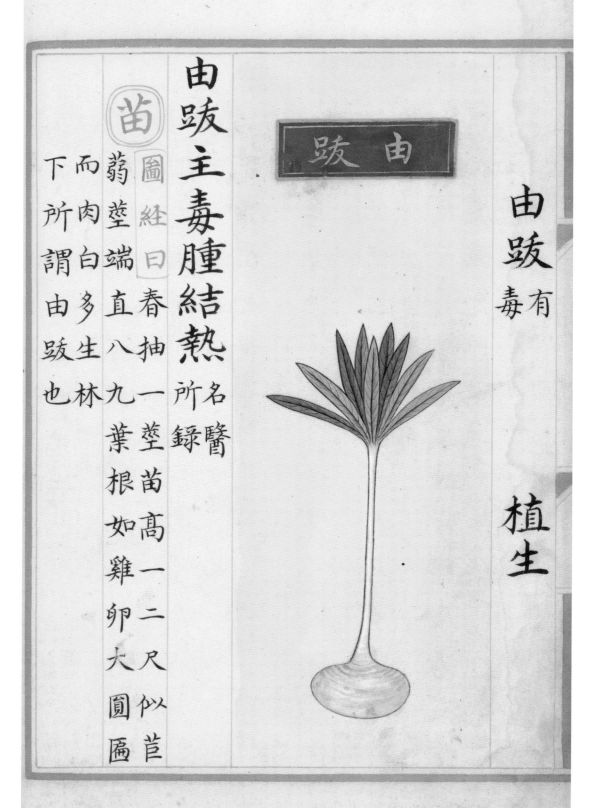

由跋 有毒

植生

由跋主毒腫結熱 名醫所錄

苗 圖經曰春抽一莖苗高一二尺似苣蒻莖端直八九葉根如雞卵大圓匾而肉白多生林下所謂由跋也

地 陶隱居云出始興

時 生春生苗 採五月八月取根

收 暴乾

用 根

質 類半夏而大

色 白

味 辛

性 平散

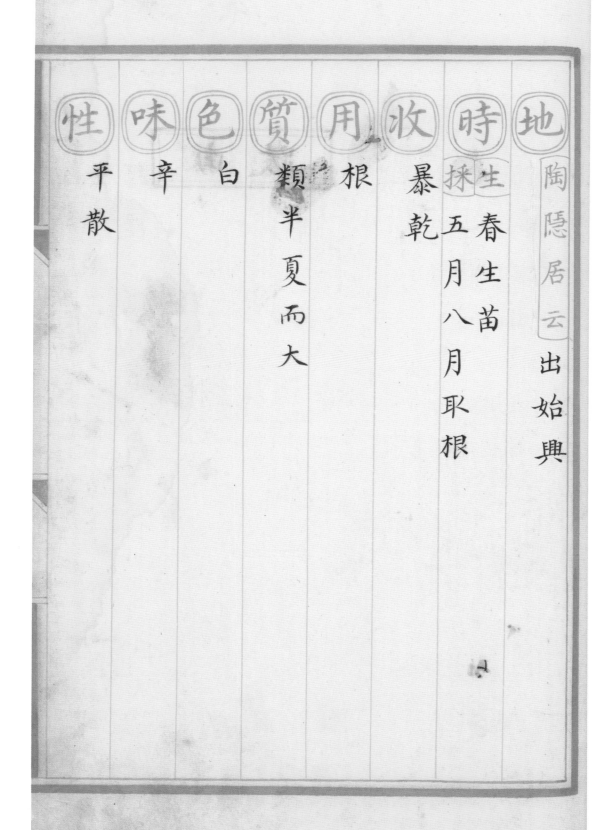

氣 氣之薄者陽中之陰

臭 朽

合治 合苦酒摩塗腫効

禁 不入湯藥

草之草

鳶尾有毒 叢生

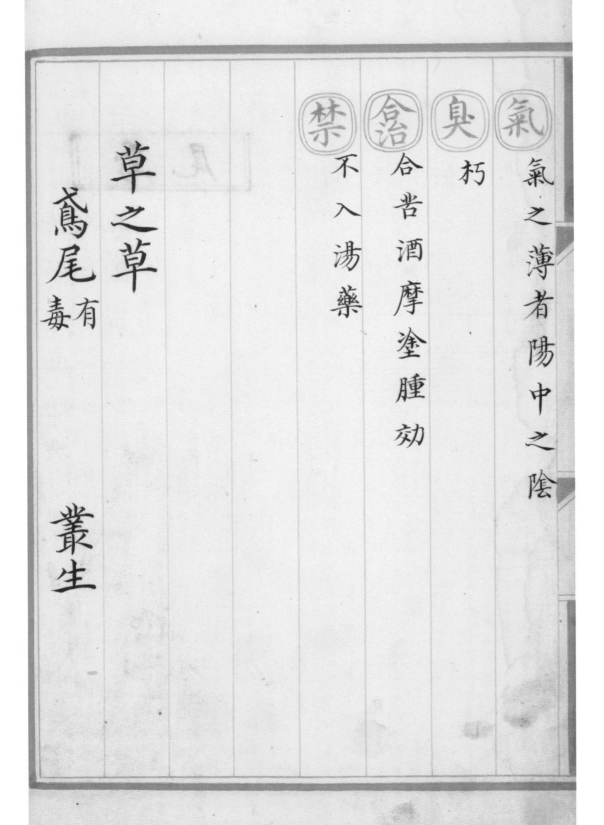

鳶尾

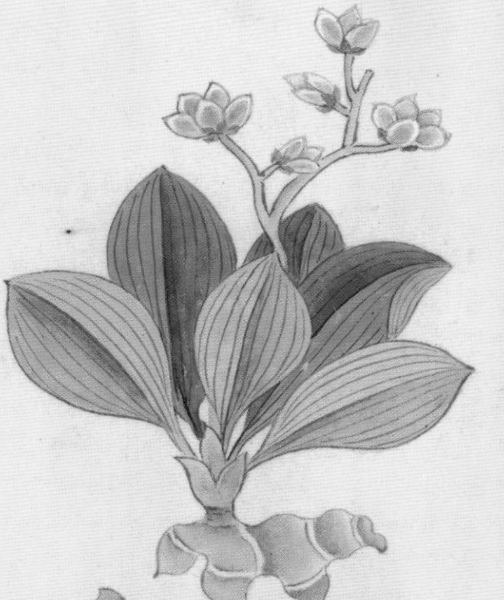

鳶尾出神農本經主蠱毒邪氣鬼疰諸毒破癥瘕積聚去水下三蟲以上白字神農本經療頭眩殺鬼魅以上黑字名醫所錄

名 烏園 根 鳶頭 鳶根

【苗】【圖經曰】葉似射干而闊短不抽長莖花紫碧色布地生黑根似高良薑而節大數个相連皮黃肉白鳶頭即其根也

【地】【圖經曰】生九疑山谷及人家亦種所在有之

【時】【生】春生苗【採】五月九月十月取

【收】日乾

【用】莖葉

【質】類射干葉而匾闊

【色】青綠

味 苦

性 平淺

氣 氣之薄者陽中之陰

臭 香

主 蠱毒邪氣

製 剉碎用

治 療陳藏器云飛尸游蠱著喉中氣欲絕者以根削去皮内喉中摩病處令血出乃差

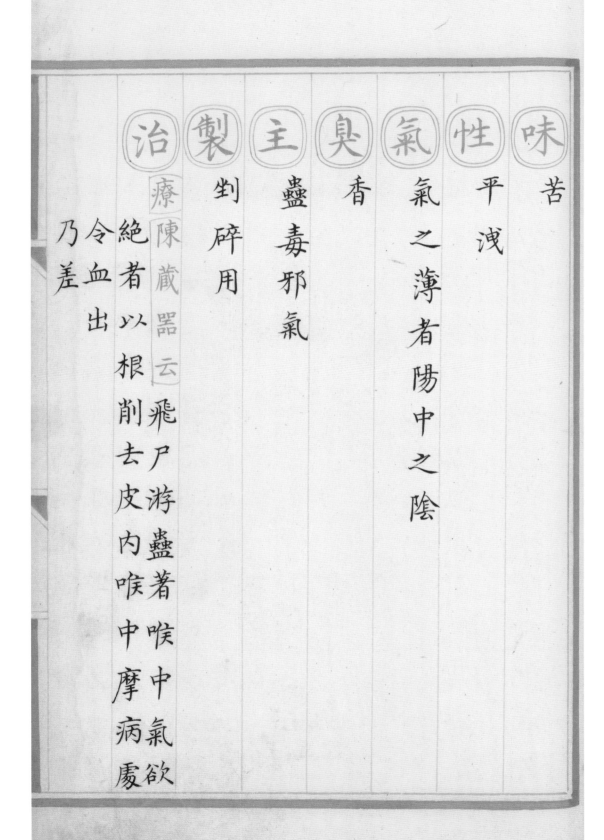

草之草

大黃無毒

植生

蜀州大黃

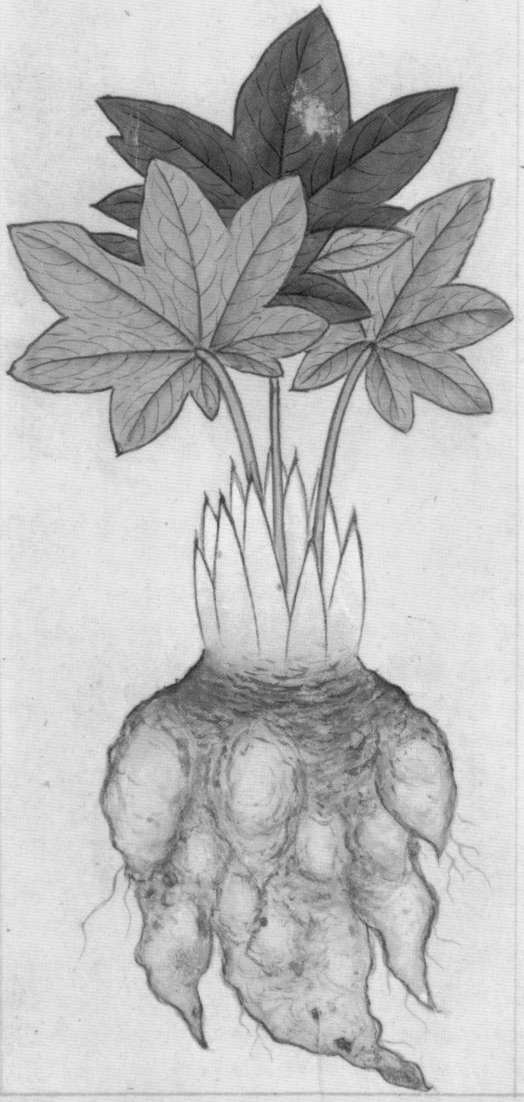

大黃出神農本經主下瘀血血閉寒熱破癥瘕

積聚留飲宿食蕩滌腸胃推陳致新通利

水穀調中化食安和五臟以上白字神農本經平胃下氣除痰實腸間結熱心腹脹滿女子寒血閉脹小腹痛諸老血留結以上黑字名醫所錄

名 將軍 黃良

苗 圖經曰春生青葉似蓖麻其形如扇根如芋大者如碗長一二尺傍生細根如牛旁小者亦如芋四月開黃花亦有青紅似蕎麥花者莖青紫色形如竹江淮出者名土大黃二月開花結細實鼎州出者名羊蹄大黃初生苗葉似羊蹄累年長大葉似商陸而狹尖四月内於抨條上出穗五七莖

相合花葉同色結實如蕎麥而軽小五月熟即黃色亦呼為金蕎麥破之亦有錦紋乾之亦呼為土大黃也

地 圖經曰生河西山谷及隴西江淮鼎州河東州郡亦有之 陶隱居云 益州北部汶山西山 唐本注云 宕州西羌 道地 蜀州陝西涼州

時 生 正月生苗 採 九月取根

收 日乾

用 根錦紋者為佳

質 類商陸

色 黃

味 苦

性 大寒洩

氣 味厚氣薄陰也

臭 香

主 蕩滌濕熱推陳致新

行 手足陽明經酒浸入足太陽經酒洗入手陽明經

助 黃芩為之使

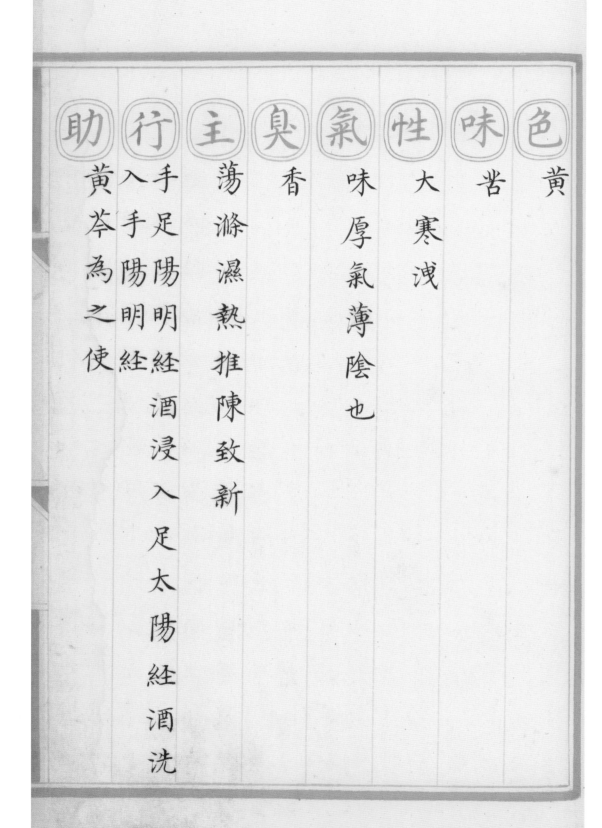

惡乾漆

製 剉碎或酒浸酒洗用

治 療 藥性論云 消食安五臟通女子經候利水腫破留飲并痰實冷熱結聚利大小腸貼熱腫毒及蝕膿無一小兒寒熱時疾 日華子云 宣通一切氣調血脉利關節泄壅滯水氣四肢冷熱不調溫瘴熱疾并傳一切瘡癬癧毒 湯液本草云 瀉諸實熱不通蕩滌腸胃間熱 別錄云 治發豌豆瘡以半兩微炒用水一大盞煎至七分去滓分為二服 ○ 小兒腦熱常閉目以一分麄剉用水三合浸一宿一歲兒每日與半合

服餘者塗頂上乾即再塗愈

合治

合乾薑巴豆各等分擣末蜜和更杵一千下丸如小豆大每服三丸以煖水或酒服未差更加數丸老小斟量與之療心腹諸疾卒暴百病中惡客忤心腹脹滿如刀錐刺卒痛氣急口噤停尸卒死者若不下扶頭起灌令下喉須臾腹當雷鳴轉即吐下便愈若口已噤亦須折齒灌之即差○錦紋新實者九兩去蒼皮擣末合米醋三升和置銅器内於大鐺中浮湯上緩火蒸煑常以竹篦攪藥候堪丸易瓷器另貯丸如梧子大療小兒無辜悶癖瘰癧或頭乾黄聳或乍痢乍差諸狀多者服此藥後當下青赤膿為

度若不下膿或膿少者稍稍加丸服
之若下膿多又須減少丸數量兒大
小斟酌用之此藥惟下膿宿結不令
兒利須禁食毒物食乳者乳母毒物
亦宜忌之◯用五兩剉炒微赤擣末
合臘月雪水五升煎如膏每服半匙
冷水調下不計時候療熱病狂語及
諸發黃者愈◯錦紋者一兩杵末合
醋半升同熬成膏丸如梧桐子大每
以溫醋七分盞化五丸服之治產後
惡血衝心或胎衣不下腹中血塊良
久即下亦治墜馬內損者◯以三兩
擣末合酒二升煑十沸頓服治婦人
血癖痛◯以四兩合牽牛子四兩二
味半生半熟擣末煉蜜為丸如梧子
大每服十丸茶湯下解風熱積熱風

壅消食化氣導血大解壅滯欲微動服十五丸冬月最宜服○以半兩合生薑半兩同切如小豆大鐺内炒黄色投水兩椀至五更初頓服天明即下腰間惡血如雞肝樣療腰痛即止○以末一錢合生地黄汁一合水半盞煎三五沸無時服療吐血即止○以四分合童子小便五六合煎取四合去滓空腹分為兩服如人行四五里再服治骨節熱積漸黄瘦○切二兩水三升半漬一宿平旦煎絞汁一升半合芒硝二兩緩服須臾當快利

療急黄病

草之草

葶藶無毒

植生

曹州葶藶

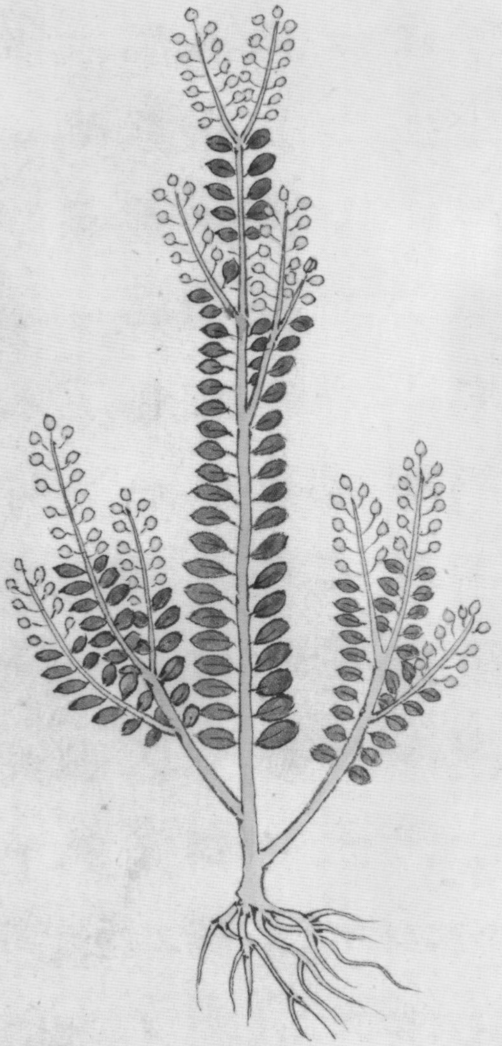

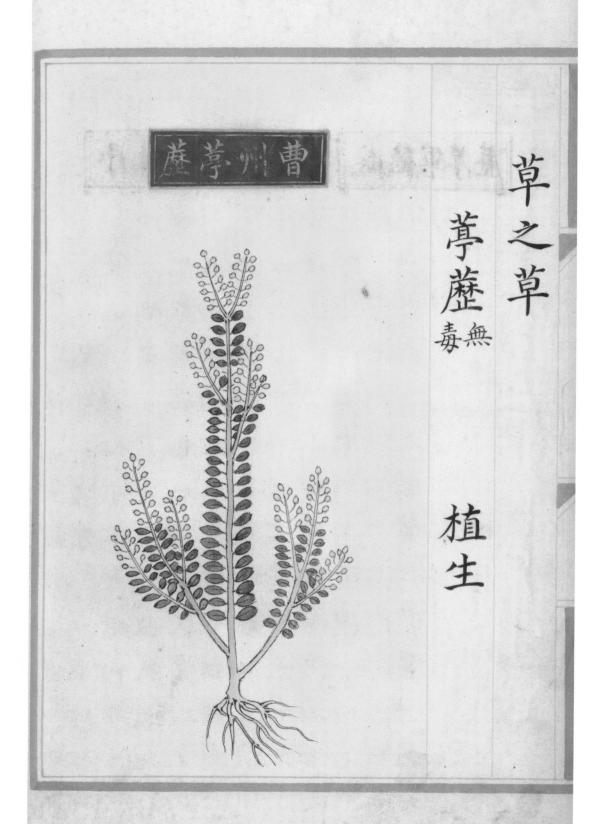

丹州葶藶

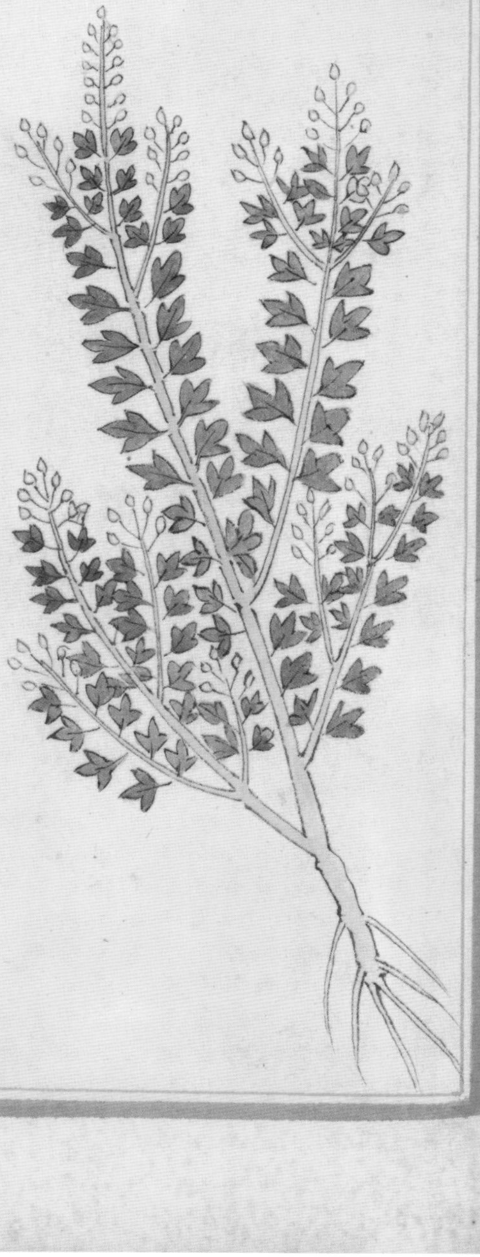

成德軍葶藶

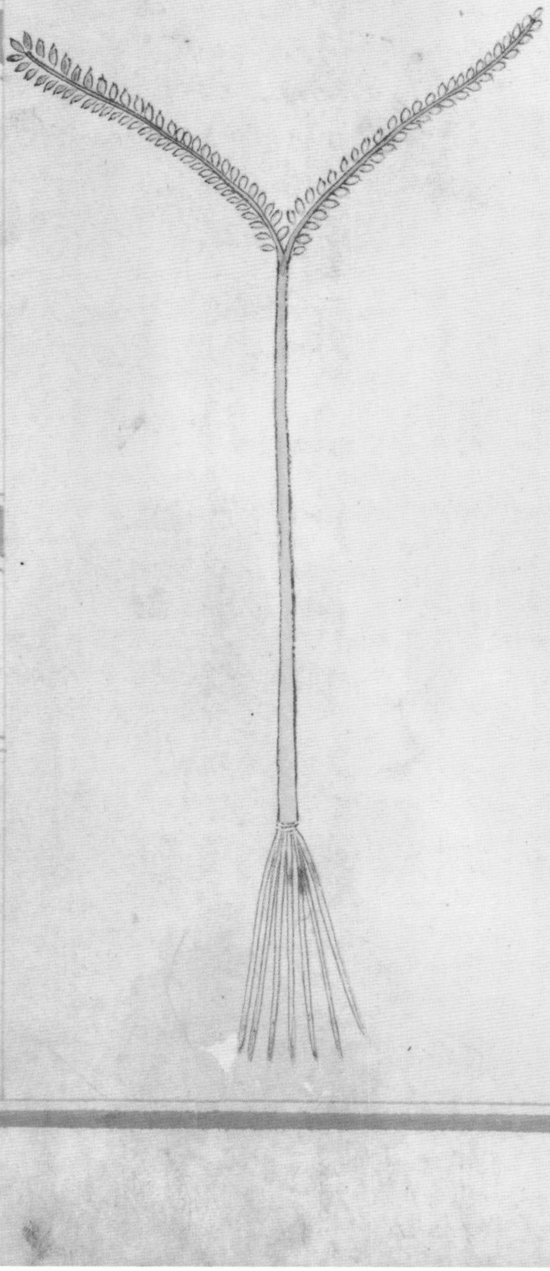

葶藶出神農本經主癥瘕積聚結氣飲食寒熱破堅逐邪通利水道以上白字神農本經下膀胱水伏留熱氣皮間邪水上出面目浮腫身暴中風熱痱音沸痒利小腹久服令人虛以上黑字名醫所錄

名 丁歷 蕇音典蒿 大室 大適 狗薺 䕷草薺

苗 圖經曰初春生苗葉高六七寸有似薺根白枝莖俱青三月開花微黃莖端結角子匾小如黍粒微長黃色又有一種苟芥草葉近根下作奇生角

細長取時必須分別也【衍義曰】葶藶用子子子之味有甘苦兩等其形則一也經既言味辛苦即甜者不復更入藥也大槩治體皆以行水走泄爲用故曰久服令人虛葢取苦泄之義其理甚明

【地】【圖經曰】生藁城平澤及陜西河北州郡皆有之【道地】曹州彭城

【時】【生】初春生苗【採】立夏後取

【收】陰乾

【用】子苦者

【質】類車前子

色 赤黄

味 辛苦

性 大寒洩

氣 味厚於氣陰也

臭 朽

主 消水腫定喘促

助 榆皮為之使

反 惡僵蠶石龍芮

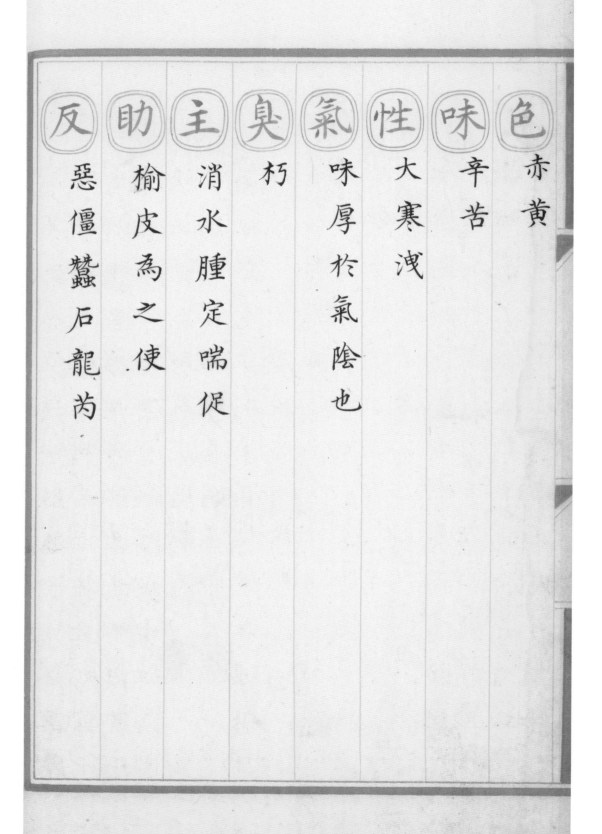

【製】雷公云用糯米相合微焙待米熟去米單擣用

【治】療陶隱居云除肺壅上氣欬嗽定喘促及胷中痰飲藥性論云利小便洩肺氣止喘息急別錄云治一切毒入腹不可療及馬汗毒以一兩炒研用水一升浸湯服取下惡血愈又治小兒白禿以一兩擣末湯洗瘡訖塗上愈又治小兒蛔蟲以一分生為末用水三合煎取一合一日服盡蟲即下

【合治】以三升微火熬擣為末合清酒五升漬之冬七日夏三日服如桃許大日三服夜一服冬日二服夜二服取微利為度如患急困不得待日滿亦可

以綿細絞即服療上氣欬嗽不得卧
適體氣腫面腫足腫並治之○以四
兩炒擣末丸如彈丸大每服用大棗
二十枚水三升煎二升然後内丸煎
取一升頓服之治肺癰喘急不得卧
及支飲久不差者○曹州者一兩襯
紙熬令黑合知母一兩貝母一兩同
擣末以棗肉半兩别銷沙糖一兩半
同和為丸如彈子大每用以綿裹一
丸含之徐徐嚥津療嗽含之不過三
丸○以三兩杵六千下令如泥合漢
防已末四兩取綠頭鴨就藥臼中截
頭瀝血於臼中血盡和頭更擣五千
下丸如梧子大患甚者空腹白湯下
十丸療水腫及暴腫○以半兩微炒
擣如泥合棗肉擣為丸如菉豆大每

服五丸空心晚後棗湯下治小兒水
氣腹腫兼下利膿血小便澁量兒大
小加減服之
久服令人虛

禁

贗

赤鬢子苟芥草為偽

草之草

桔梗 有小毒

植生

解州桔梗
成州桔梗

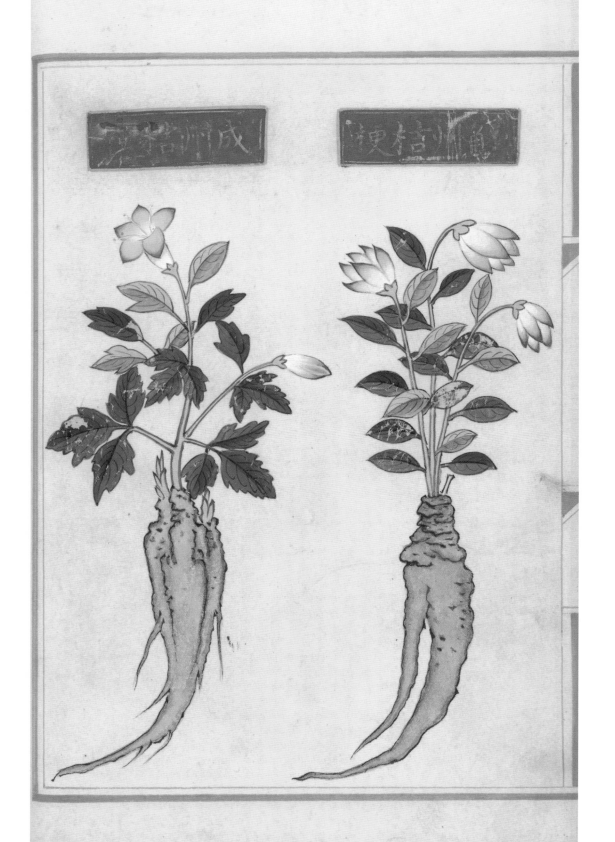

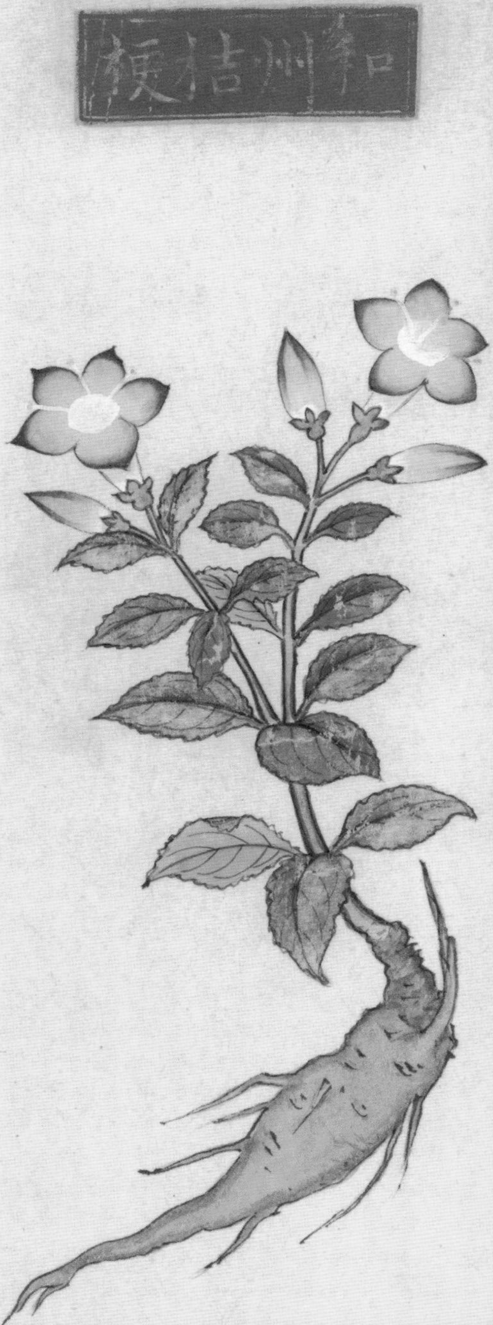

桔梗 出神農本經 主胸脇痛如刀刺腹滿腸鳴幽幽驚恐悸氣 以上白字神農本經 利五臟腸胃補血氣除寒熱風痺溫中消穀療咽喉痛下蠱毒 以上黑字名醫所錄

【名】利如　房圖　白藥　梗草

【葉】隱忍

【苗】【圖經曰】春生苗莖高尺餘葉似杏葉而長橢四葉相對而生嫩時亦可煮食之夏開花紫碧色頗似牽牛花秋後結子其根有心如小指大黄白色無心者乃薺苨也而薺苨亦能解毒二物頗相亂但薺苨葉下光澤無毛為異關中桔梗根黄頗似蜀葵根莖細葉小俱青色葉似菊花葉耳【唐本注云】薺苨桔梗又有葉差互者亦有葉三四對者皆一莖直上葉既相亂惟以根有心無心為别爾

【地】【圖經曰】生嵩高山谷及寃句在處有之【道地】解州成州和州

時 生：春生苗 採：二月八月取根

收 暴乾

用 根堅直白者為好

質 類人參

色 白

味 辛苦

性 微溫散

氣 味厚氣輕陽中之陰

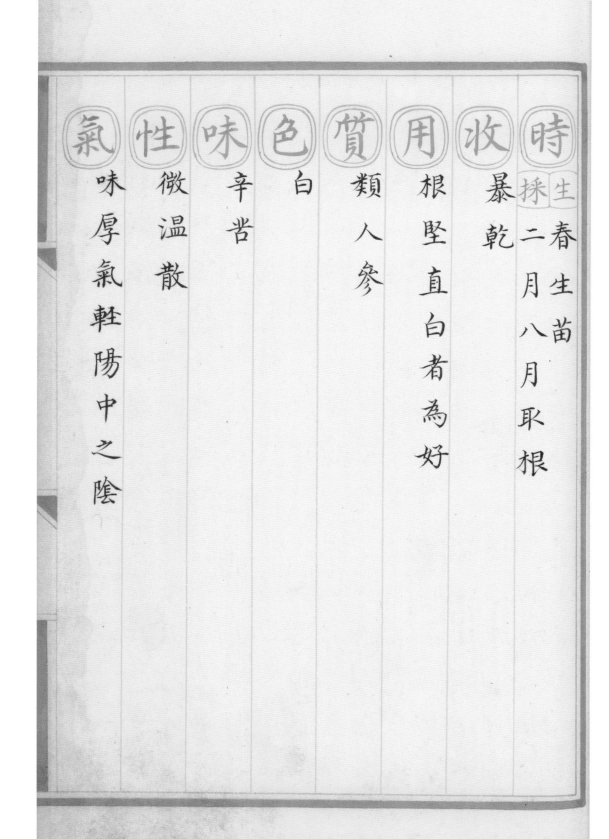

【臭】香

【主】利肺氣止喉痺

【行】手太陰經足少陰經

【助】節皮為之使

【反】畏白及龍眼龍膽

【製】去蘆頭剉碎用

【治】【療】【藥性論云】止下痢破血去積氣消積聚痰涎主肺氣氣促嗽逆除腹中冷痛主中惡及小兒驚癇【日華子云】下一切氣止霍亂轉筋心腹

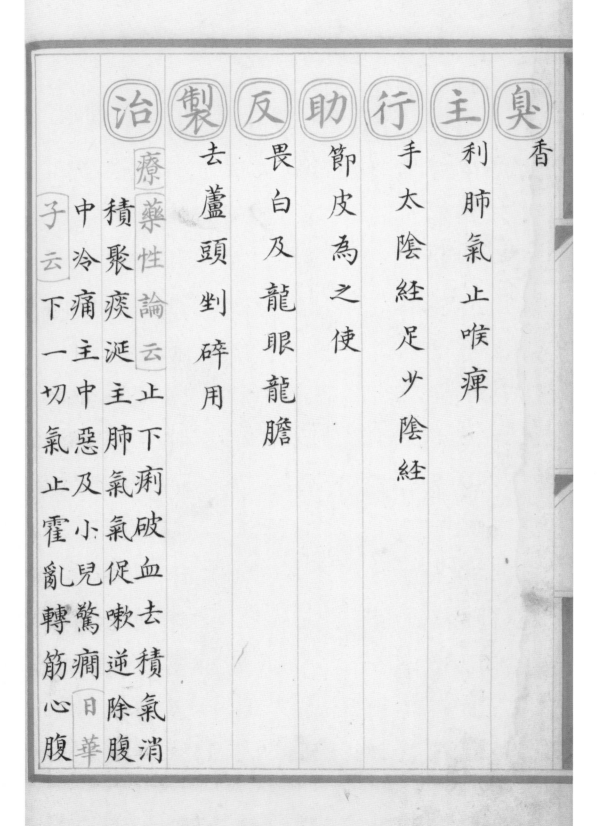

脹痛養氣除邪辟温補虛痰破癥瘕養血排膿補内漏湯液本草云治鼻塞寒嘔別錄云鼻衄及吐血為末水服方寸匕立止又打擊瘀血在内久不消時發動者擣末熟水下刀圭差及卒蠱毒下血如鵞肝晝夜痛不絶臟腑敗壞者擣汁服七合差

補

日華子云補五勞養氣血

合治

合甘草各二兩以水三升煑一升分再服療胷中滿而振寒脉數咽燥不渴時時出濁唾腥臭日久吐膿如粳米粥是肺癰也服後朝暮吐膿血則差又治上焦有熱口舌咽中生瘡者

○以一兩細剉合生薑三片水一盞

煎至一分去滓温服療妊娠中惡心腹疼痛○以二两燒末合米飲調服仍服麝香如大豆許治卒客忤停尸不能言者

忌　豬肉

解　瘕毒以白粥解之

贋　薺苨為僞

草之草

莨菪有毒

植生

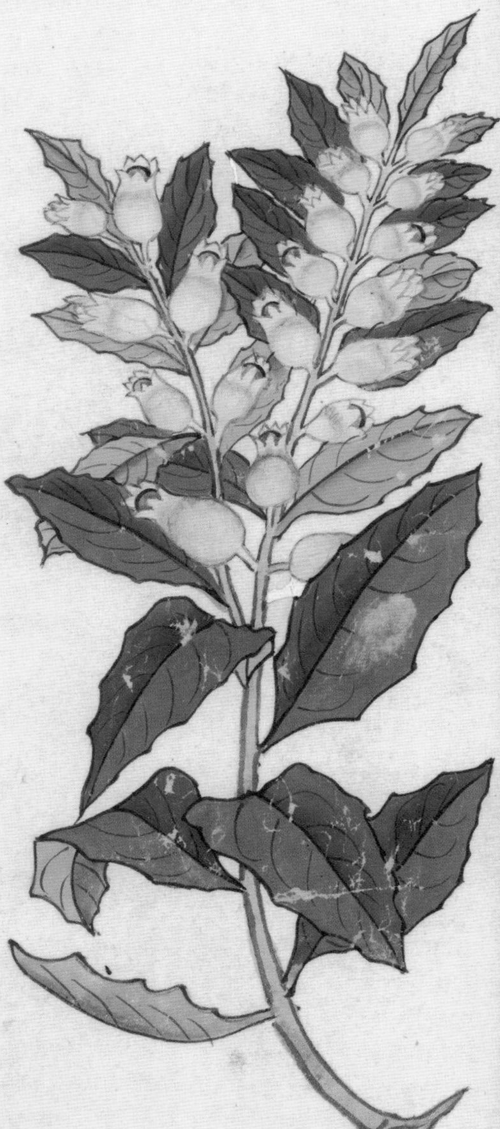

秦州莨菪

莨(音浪)菪(音蕩)子(出神農本經)主齒痛出蟲肉痺拘急使人健行見鬼多食令人狂走久服輕身走及奔馬強志益力通神(以上白字神農本經)療癲狂風癇顛倒拘攣(以上黑字名醫所錄)

【名】橫唐　行唐　天仙子　狼蓎

【苗】圖經曰苗莖高二三尺葉似地黃王不留行紅藍等葉三指闊四月開花紫色苗莢莖有白毛五月結實有殼作罌子狀如小石榴房中子至細如米粒

【地】圖經曰出海濱川谷及雍州處處有之道地秦州

【時】生春生苗
採六月七月取子

【收】日乾

【用】子

質 類米粒而微匾

色 青白

味 苦甘

性 寒泄

氣 氣薄味厚陰中之陽

臭 朽

主 風癇癲狂

製 雷公云用十兩以頭醋一鎰煑盡醋為度却用黄牛乳汁浸一宿至明看

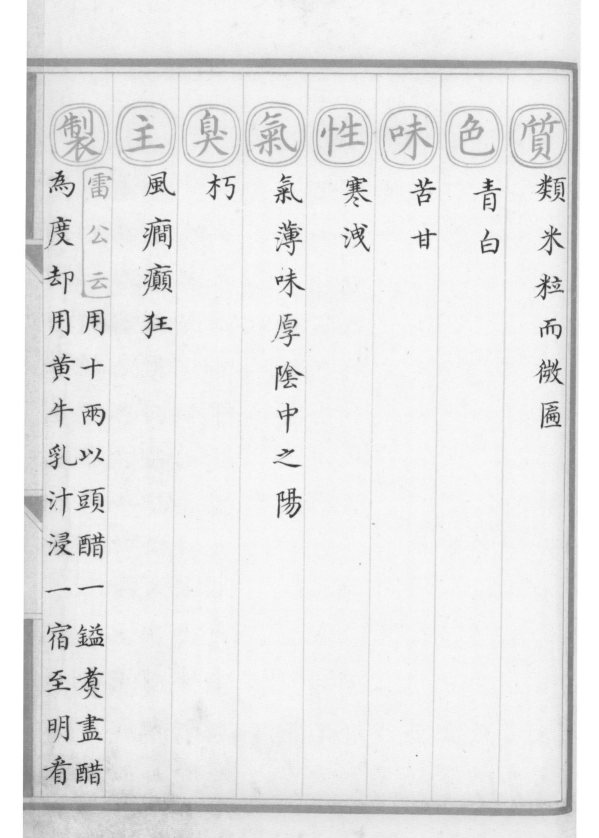

牛乳黑即是莨菪子毒
出晒乾别擣重篩用

治 療藥性論云熟炒止冷痢主齒痛蚛牙咬之孔內蟲即出又焦炒碾細末服治脫肛日華子云燒熏蚛牙及洗陰汗陳藏器云主痃癖安心定志聰明耳目除邪逐風變白

合治 以三升作末合酒一升漬數日取出擣細以內汁和絞去滓湯上煎令可丸如小豆大每服三丸日三次治癲狂服後當覺口面急頭中似有蟲行額及手足有赤色處如此並是差候未知再服○以一升暴乾擣末和生薑汁半斤入銀鍋中更以無灰酒二升投之微火煎令如稠餳即旋投酒

度及五升即止煎令可丸乃丸大如梧子每旦酒飲通下三丸增至五七丸則止治腸風若丸時粘手則用莵絲子粉襯之煎熬切戒火緊則藥焦而失力矣初服微熱勿怪疾甚者服過三日當下痢疾去利亦止絕有効

禁 生食之能瀉人

贋 蒼寘子為偽

解 誤服本藥以甘草升麻犀角解之

草之草

草蒿 無毒

植生

草蒿

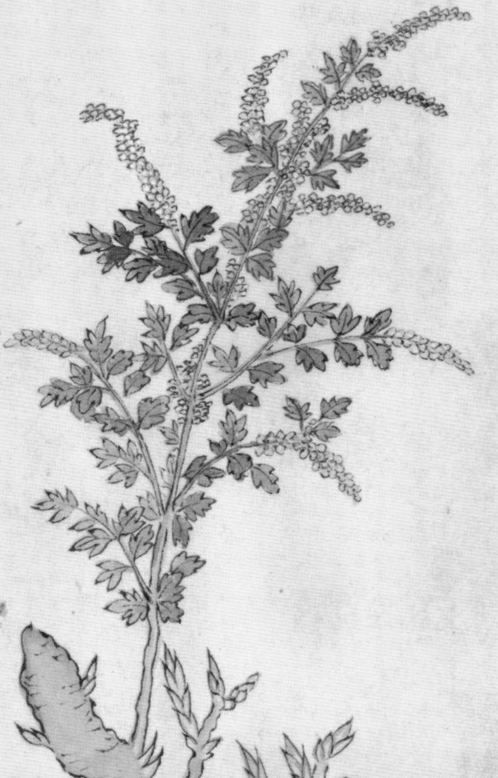

草蒿

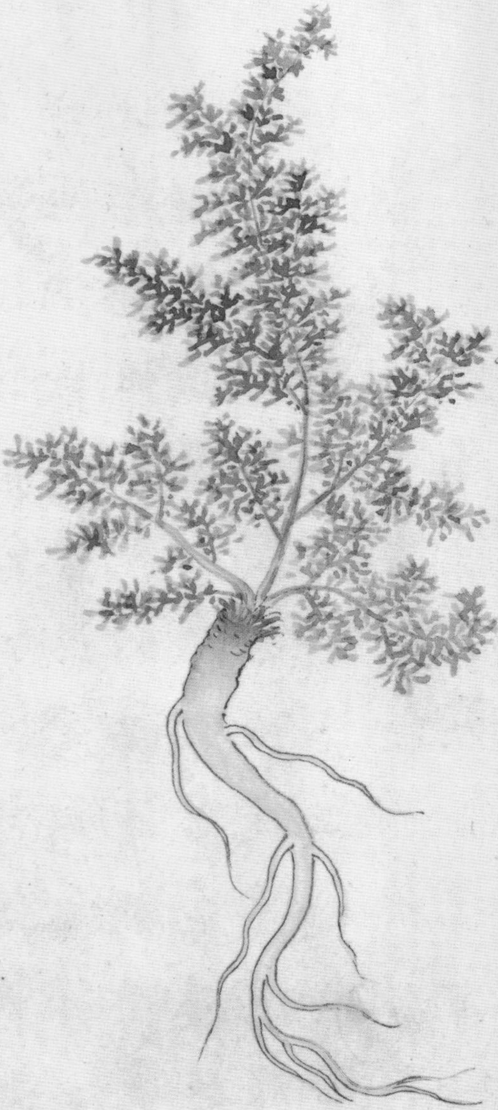

草蒿主疥瘙痂痒惡瘡殺蝨留熱在骨節間明目 神農本經

名 青蒿 方潰 𦬧蒿 蔚 蒿蔚

苗 圖經曰春生苗葉極細嫩時人亦取雜諸香菜食之至夏葉似茵蔯蒿而背不白莖高四五尺秋後開細淡黃花花下便結子如粟米大詩小雅云食野之蒿陸機云青蒿是也

地 圖經曰出華陰川澤今處處有之 道地汝陰荆豫楚州

時 生春生苗 採八月九月取

收 暴乾

用 根莖子葉

質 類野艾而葉背不白

色 青白

味 苦

性 寒洩

氣 味厚於氣陰也

臭 香

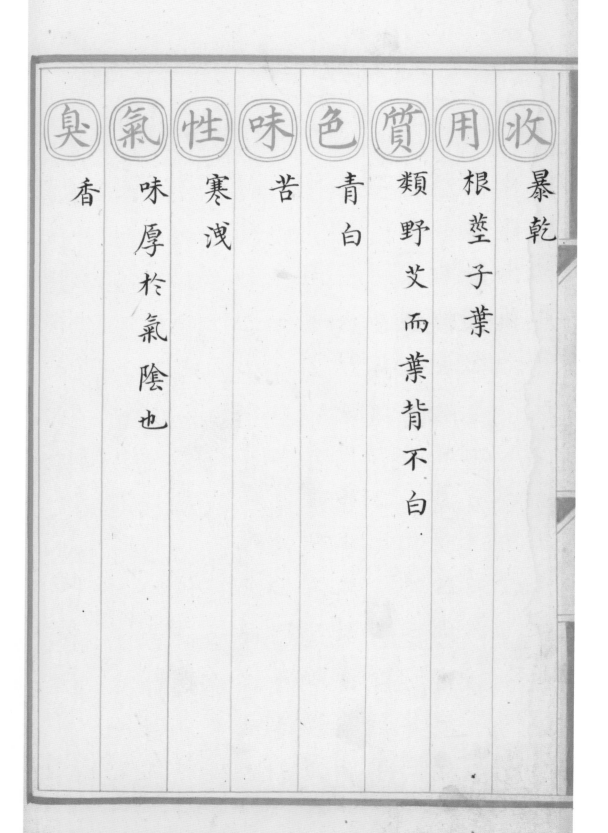

【主】骨蒸邪熱

【製】雷公云凡採葉不計多少用七歲兒童小便浸七日七夜後漉出曬乾用

【治】療圖經曰療金刃所傷生擣傅上以綿裹之血止即愈唐本注云生挼傅金瘡生肉止疼痛日華子云去蒜髮心痛熱黃生擣汁服并傅之
○子炒用開胃童便浸治勞壯健人及煎湯洗惡瘡疥癬風瘙○臭蒿子下氣開胃止盜汗及邪氣鬼毒別錄云蜂螫人嚼傅瘡上差

補日華子云補中益氣輕身補勞駐顏色長毛髮令髮黑不老

【合治】暴乾為末合小便服如覺冷合酒煑服療鬼氣尸疰伏連婦人血氣腹內

滿及冷熱久痢秋冬用子春夏用苗
或單擣絞汁服亦可◯燒灰用紙八
九重淋取汁合石灰點瘜肉惡瘡去
癧靨◯作末合飯飲調服五錢匕療
瀉痢◯八九月採帶子者五升細剉
合澄過童子小便五斗共內大釜中
以猛火煎取三斗去滓淨洗釜令乾
再瀉汁安釜中以微火煎可二斗取
豬膽十枚相和煎一斗半除火待冷
以甆器盛每欲服時取甘草二三兩
炙擣末以蒿煎和擣一千杵為丸如
梧子大空腹粥飲下二十丸漸增至
三十丸療骨蒸鬼氣
及大夫婦人勞瘦

禁

雷公云使子勿使葉使葉勿使莖四
者若同用反成痼疾

草之草

旋覆花有小毒

植生

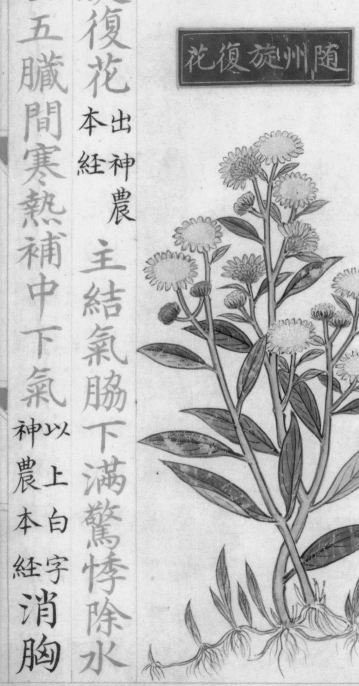

旋復花出神農本經主結氣脇下滿驚悸除水

去五臟間寒熱補中下氣以上白字神農本經消胸

上痰結唾如膠漆心脇痰水膀胱留飲風氣濕痺皮間死肉目中眵音嗤䁾音蔑利大腸通血脉益色澤○根主風濕以上黑字名醫所錄

名 戴椹 金沸草 盛椹 盜庚

苗 圖經曰二月後生苗多近水傍大似紅藍而無刺長一二尺葉如水蘇六月開花如菊花小銅錢大深黃色上黨田野人呼為金錢花今近人家園圃所蒔金錢花花葉並如上說極易繁盛即此旋復也

地 圖經曰生平澤川谷今所在有之道地 隨州河南

時 生二月生苗 採七月八月取花

收 暴乾

用 花

質 類野菊花

色 黄

味 鹹甘

性 温軟緩

氣 氣厚味薄陽中之陰

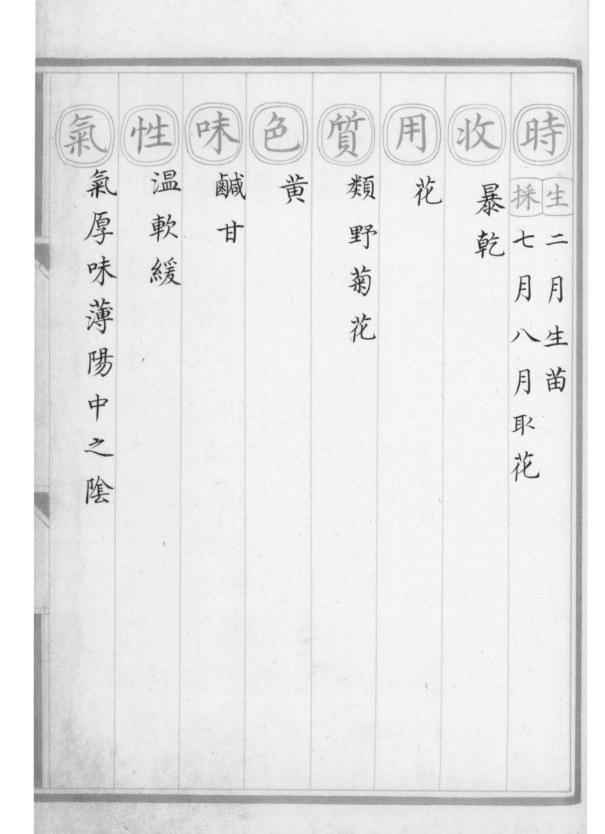

【臭】香

【主】消結痰逐水腫

【製】雷公云凡採得後去裏花蘂殼皮并蔕子花蘂蒸從巳至午曬乾用

【治】療藥性論云療肋脅氣下寒熱水腫逐大腹開胃止嘔逆不下食日華子云明目治頭風通血脉○葉止金瘡血衍義曰行痰水去頭風別錄云根擣汁瀝治破斫筋斷瘡仍用滓封瘡上十五日其斷筋便續効

【合治】洗塵去淨擣末合蜜為丸如梧子大夜卧時以茶清下五丸至七丸十丸

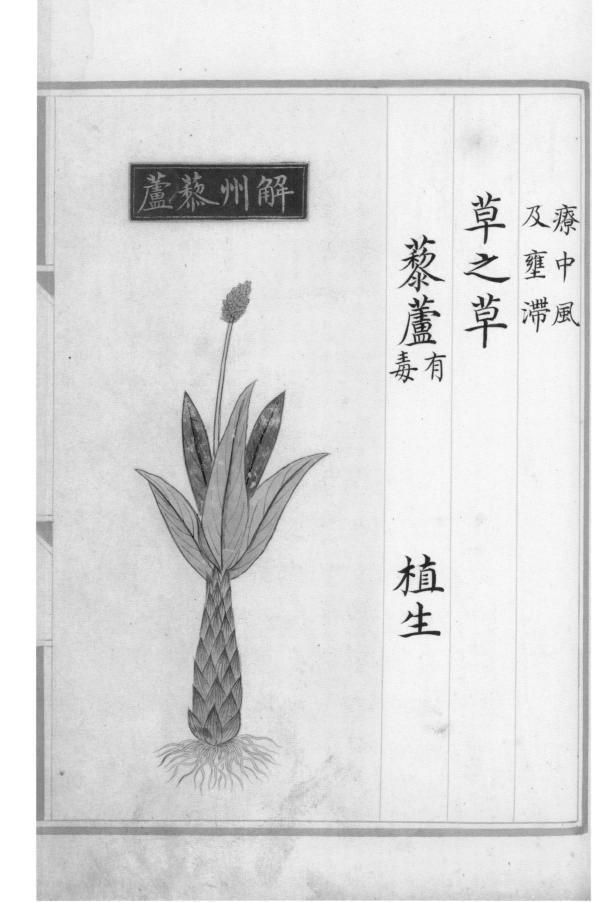

療中風及壅滯

草之草

藜蘆有毒　植生

解州藜蘆

解州藜蘆

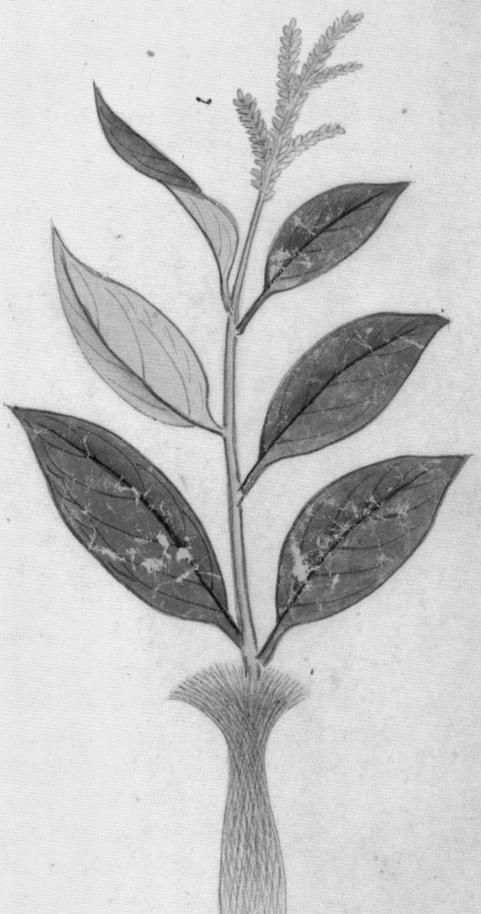

藜蘆出神農本經主蠱毒欬逆洩痢腸澼頭瘍疥瘙惡瘡殺諸蟲毒去死肌以上白字神農本經療噦逆喉痺不通鼻中息肉馬刀爛瘡不入湯以上黑字名醫所錄

名 葱苒 葱菼音毯 山葱 葱葵 豊蘆
蕙葵 鹿葱

苗 圖經曰春生苗葉青似初出椶心亦似車前莖似葱白青紫色高五六寸上有黑皮裹莖似椶皮有花肉紅色此根似馬腸根長四五寸許黄白色此有二種一種水藜蘆莖葉大同但生在近水溪澗石上根鬚百餘莖不中入藥今用者名葱白藜蘆其根鬚二三十莖生高山者為佳均州土俗亦呼為鹿葱今萱草亦謂之鹿葱其類全別用者宜審之

地 圖經曰生泰山山谷及均州河東陝西山南東西州郡皆有之 道地 解州

時 生 三月生苗
採 八月取

收 陰乾

用 根

質 類百部

色 黃白

味 辛苦

性 寒散

氣 氣薄味厚陰中之陽

臭 腥

主 殺蟲疥癬

助 黄連為之使

反 細辛芍藥人參玄參丹參沙參苦參惡大黄

製 雷公云凡採得去頭用糯米泔汁煑從巳至未出曬乾用之

治 療圖經曰大吐上膈風涎闇風癇病藥性論云主上氣去積年膿血及治惡風瘡頭禿衍義曰作末細調治馬疥癬別録云治黑痣生於身面上燒灰五兩水一大椀淋灰汁於銅器中盛以重湯煑令如膏以鍼微刺破痣處點之不過三遍驗又作末內牙孔中治牙疼効勿咽

其汁又以半兩煑灰汁中炮過小變色擣為末水服半錢匕取小吐療黃疸不過數服差又治中風不省人事牙關緊急者以一兩去蘆頭濃煎防風湯浴過焙乾碎切炒微褐色擣為末每服半錢溫水調下以吐出風涎為効如人行三里未吐再服

合治

以一分用天南星一箇去浮皮於臍上陷一坑子內陳醋二橡斗許四面用火逼令黃色合一處擣研極細用麵糊丸如赤豆大每服三丸溫酒下治中風不語喉中如拽鋸聲口吐涎沫者差

禁

多服令人惡吐不已

草之草

鉤吻 有大毒　蔓生

鉤吻

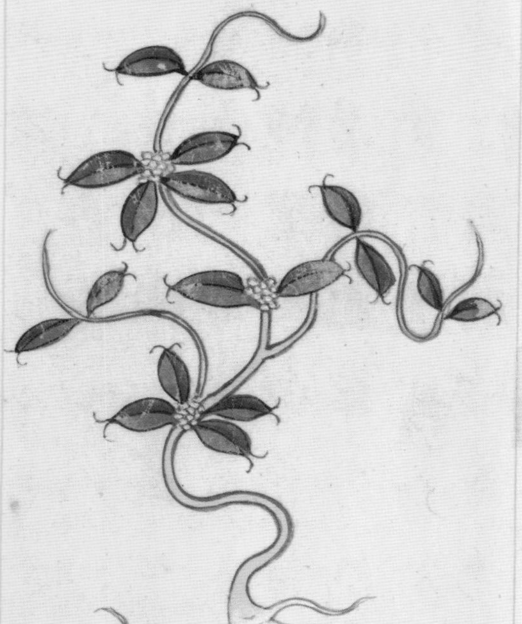

鉤吻 出神農本經 主金瘡乳痓中惡風欬逆上氣水腫殺鬼疰蠱毒 以上白字神農本經 破癥積除

脚膝痺痛四肢拘攣惡瘡疥蟲殺鳥獸以上

黑字名醫所録

名 根野葛 固活

苗 蜀本云葉似黄精而紫當心抽花黄色頭尖處有兩毛若鈎唐本注云其苗蔓生葉似柿葉皮白骨黄宿根似地骨嫩根如漢防己根節斷者良上說似黄精且黄精直生如龍膽澤漆兩葉或四葉相對鈎吻蔓生葉如柿葉以此觀之非黄精之類也經云折之青烟出者名固活甚熱不入湯用

地 圖經曰生傅高山谷及會稽東野桂州南越山益州皆有之

時
生 春生苗
採 二月八月取根

收
暴乾

用
根

質
宿根類地骨嫩根類漢防已

色
褐

味
辛

性
溫散

氣
氣之厚者陽也

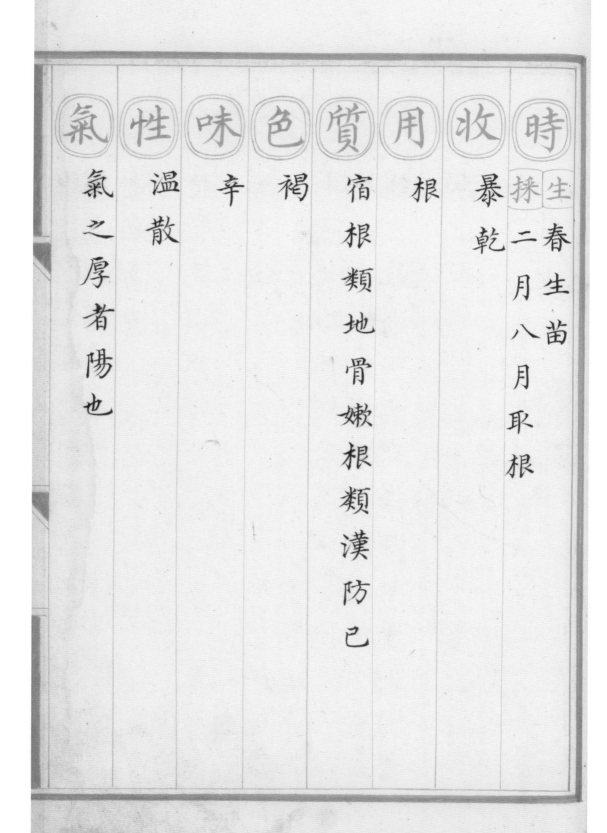

臭 腥

主 塗惡毒瘡

助 半夏為之使

反 惡黄芩

禁 不可食入口則死

解 誤中其毒以羊血桂心葱葉涎解之

草之草

射干 有毒

植生

滁州射干

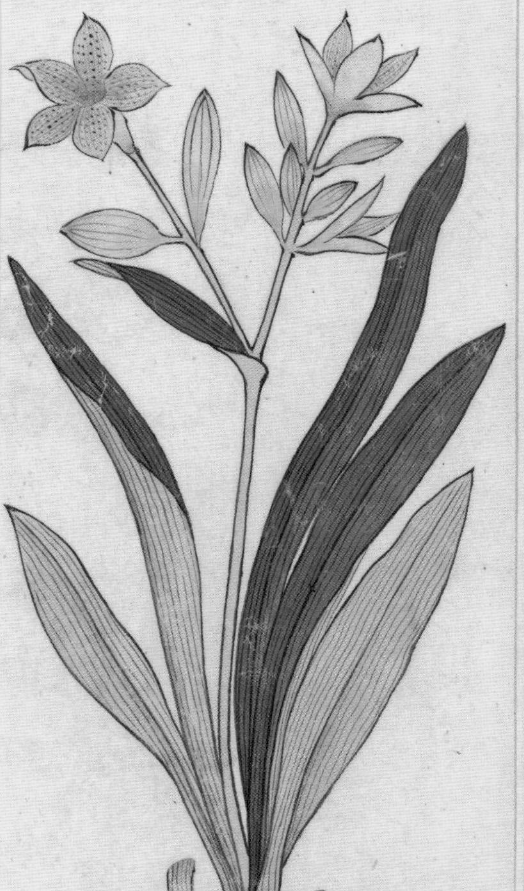

射音夜干出神農本經主欬逆上氣喉痺咽痛不得消息散結氣腹中邪逆食飲大熱以上白字

神農本經療老血在心脾間欬唾言語氣臭散胸中熱氣久服令人虛以上黑字名醫所錄

【名】烏扇　烏蒲　烏翣　烏吹　草薑　鳳翼

【苗】圖經曰春生苗高二三尺葉似蠻薑而狹長橫張踈如翅羽狀故名烏翣謂其葉中抽莖似萱草而彊硬六月花開紅黃色瓣上有細紋秋結實作房中子黑色根多鬚皮黃黑肉黃赤

【地】圖經曰生南陽川谷田野今所在有之道地滁州

【時】生春生苗　採三月三日取根

【收】陰乾

【用】根

質 類高良薑

色 黄赤

味 苦

性 平微温洩

氣 氣之薄者陽中之陰

臭 朽

主 喉痺腫毒

製 雷公云凡使先以米泔水浸一宿漉出然後用篁竹葉煑從午至亥漉出

日乾用之

治 藥性論云通女子月閉治痓氣消瘀血日華子云消痰破癥結胷膈滿腹脹氣喘痃癖開胃下食消腫毒鎮肝明目別錄云小兒疝發時腫痛如刺以生者擣汁取下亦可作丸服之

禁 久服令人虛

草之草

蛇含 無毒

植生

興州蛇含

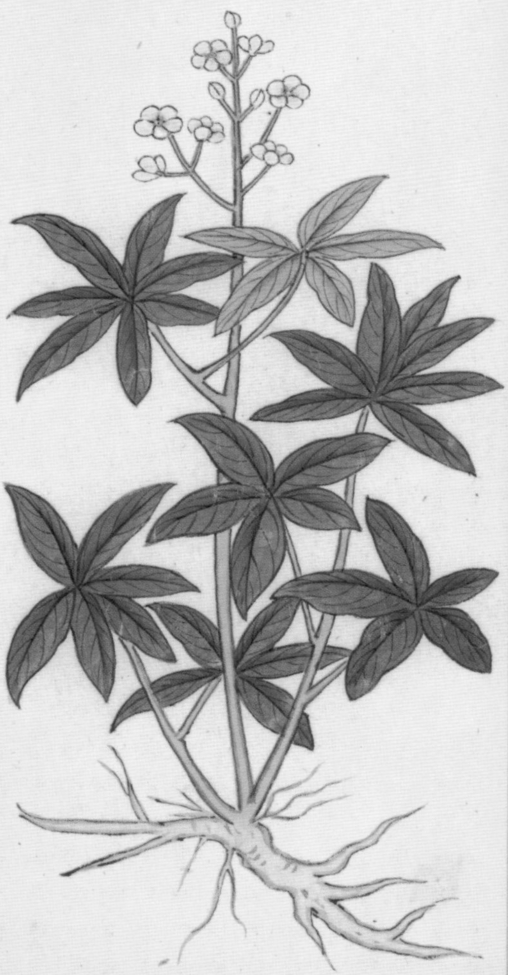

蛇含出神農本經主驚癇寒熱邪氣除熱金瘡疽痔鼠瘻惡瘡頭瘍以上白字神農本經療心腹邪氣腹痛濕痺養胎利小兒以上黑字名醫所錄

名 蛇銜 威蛇 雀瓢

【苗】〔圖經曰〕生土石上或下濕地蜀中人家亦種之一莖五葉或七葉此有兩種當用細葉黃色花者為佳

【地】〔圖經曰〕生益州山谷今近處亦有之〔道地〕興州

【時】〔生〕春生苗〔採〕五月取葉八月取根

【收】陰乾

【用】根葉

【質】類竟命草而葉小

【色】青

味 苦

性 微寒洩

氣 味厚於氣陰也

臭 腥

主 諸瘡瘍

製 去根莖只取葉細切曬乾不犯火一用根

治 療圖經曰葉擣極爛傅赤瘮丹毒瘡腫別錄云金瘡及蜈蚣螫人擣傅之佳○根治產後瀉痢濃煎服之

解 誤服竟命草吐血不止服知時子解之

贋 竟命草為偽

草之木

常山有毒

植生

常山

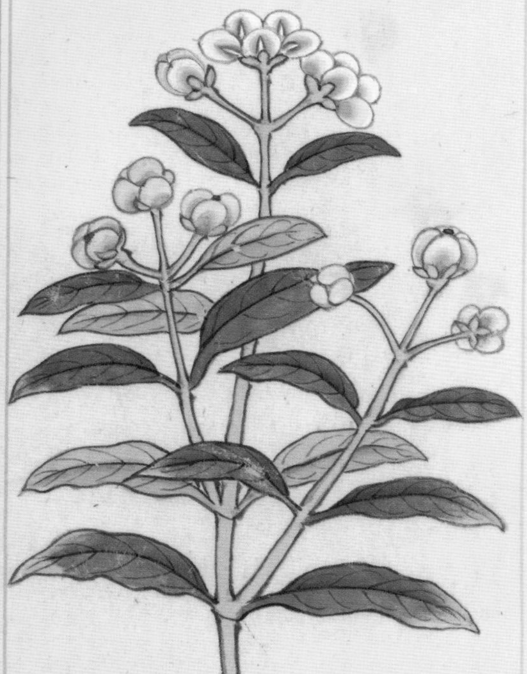

常山 出神農本經 主傷寒寒熱熱發温瘧鬼毒胷中痰結吐逆 以上白字神農本經 療鬼蠱往来水脹洒洒惡寒鼠瘻 以上黑字名醫所錄

名 互草

苗 圖經曰 常山即蜀漆根也葉似茗而狹長兩葉相當莖圓有節三月生白花青萼五月結實而圓三子為房苗高者不過三四尺根似荆黄色而海州出者葉似楸葉八月開紅白花子碧色似山楝子而小今天台山出一種草名土常山苗葉極甘人用為飲由其味香甘如蜜又名蜜香草性亦

温飲之益人

非此常山也

地 圖經曰生益州山谷及漢中金州房州梁州州皆有之道地宜都建平

時 生春生苗 採八月取根

收 日乾

用 根細實如雞骨者佳

質 類荆根而微黄

色 黄

味 苦辛

性 微寒洩

氣 氣薄味厚陰中之陽

臭 腥

主 截諸瘧吐痰涎

反 畏玉扎

製 雷公云 酒浸一宿漉出日乾用

合治 合小麥竹葉煑服療小兒瘧洒洒寒熱項下瘤瘻○以三兩合漿水三升浸一宿煎取一升治瘧疾於欲發前頓服取微吐差○以三兩擣末合雞

子白和丸如梧子大空心服三十丸治瘧病効

禁忌

多服令人大吐又老人久病不宜服

葱菘菜即今白菜也

草之木

蜀漆有毒

植生

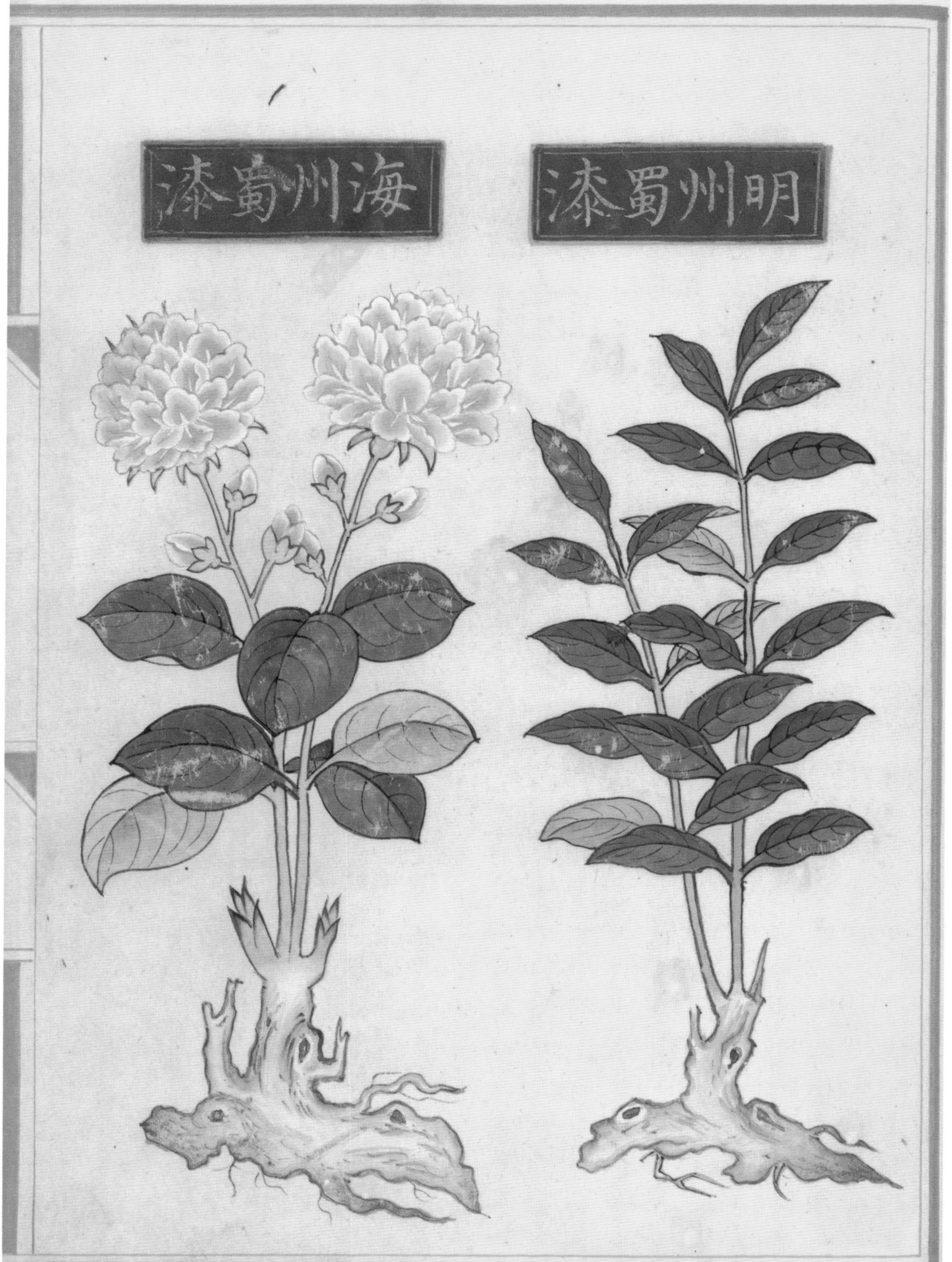
明州蜀漆
海州蜀漆

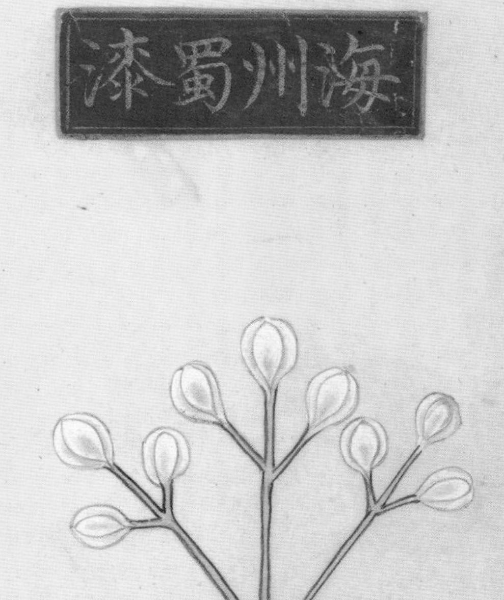

蜀漆 出神農本經 主瘧及欬逆寒熱腹中癥堅痞結積聚邪氣蠱毒鬼疰 以上白字神農本經 療胷中邪結氣吐出之 以上黑字名醫所錄

名 雞屎草 鴨屎草

苗 圖經曰春生苗高三四尺葉似茗而狹長兩兩相當莖圓有節三月生紅花青蕚五月結實而圓三子為房而海州出者葉似楸葉八月開紅白花子碧色似山楝子而小此種即常山苗也

地 圖經曰生江林山川谷及蜀漢中益州山谷淮浙湖南州郡亦有之 道地 明州 海州

時 生春生苗 採五月取

收 暴乾

用 苗葉

質 類荊莖而有節

色 黃

味 辛

性 平微溫散

氣 氣之厚者陽也

臭 腥

主 久瘧積聚

助 栝樓桔梗為之使

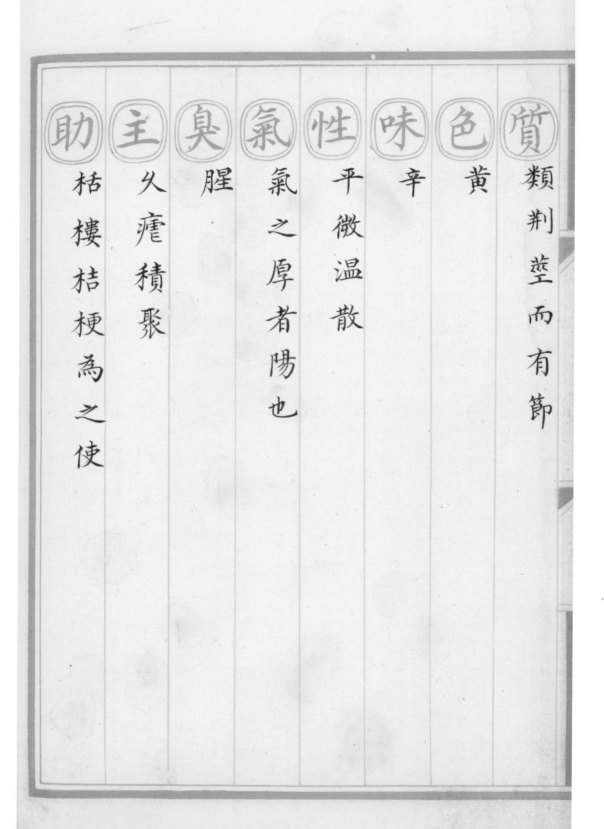

反 畏槖吾惡貫衆

製 雷公云取莖并葉五兩以甘草四兩細剉拌水令濕同蒸臨時去甘草取蜀漆又拌甘草水匀再蒸了任用

治 療藥性論云主鬼瘧温瘧及寒熱瘧下肥氣積聚日華子云治癥瘕

合 合雲母龍骨等分杵末以漿水調半錢療瘧疾於未發前服効如温瘧再加蜀漆半分臨發時服一錢匕差

忌 木笋

禁 不可多服令人吐逆

草之草

甘遂有毒附草甘遂　植生

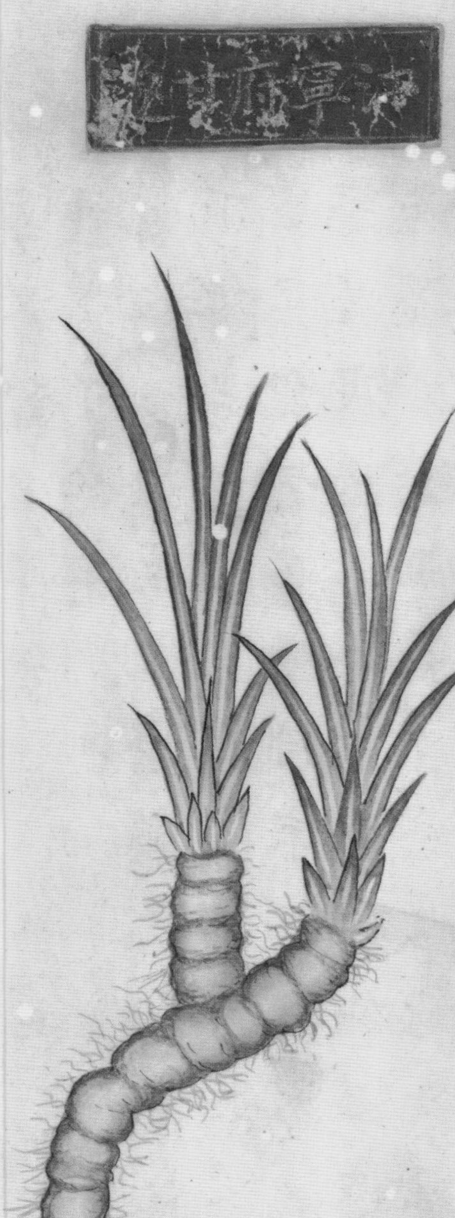

甘遂出神農本經主大腹疝瘕腹滿面目浮腫
留飲宿食破癥堅積聚利水穀道以上白字神農

本経下五水散膀胱留熱皮中痞熱氣腫滿

以上黒字名醫所録

甘藁　陵藁　陵澤　重澤　主田

名

苗

圖経曰苗似澤漆莖短小而葉有汁根皮亦肉色白作連珠又似和皮甘草以實重者為勝又有一種草甘遂苗一莖六七葉如蓖麻鬼臼葉用之殊惡唐本注云真甘遂皮赤肉白草甘遂皮白皮白者乃蚤休俗名重臺也

地

圖経曰生中山川谷及陜西江東汴滄亦有之道地江寧府京西

時　生：春生苗　採：二月取根

收　陰乾

用　根

質　類和皮甘草

色　皮赤肉白

味　苦甘

性　大寒洩

氣　味厚於氣陰也

朽

【臭】

【主】逐水腫破癥堅

【助】瓜蔕為之使

【反】甘草惡遠志

【製】【雷公云】凡採去莖於槐砧上細剉用生甘草湯小薺苨自然汁二味攪浸三日其水如墨汁更漉出用東流水淘六七次以水清為度漉出於土器中熬令脆用之

【治】【療】【唐本注云】草甘遂療癰疽蛇毒【藥性論云】甘遂瀉十二種水疾治心

腹堅滿下水去痰水主皮肌浮腫

別錄云治腹滿大小便不利氣急者擣末二分分五服熟水下如覺心下煩得微利日一服愈

合治甘遂末一分豬腎一枚分為七臠散甘遂末於中以火炙之令熟日食一次至四五日治卒腫滿身面皆浮當覺腹脇鳴小便利差

禁氣虛人不可服

解蛇毒

贗蚤休為僞

草之走

白歛 無毒 蔓生

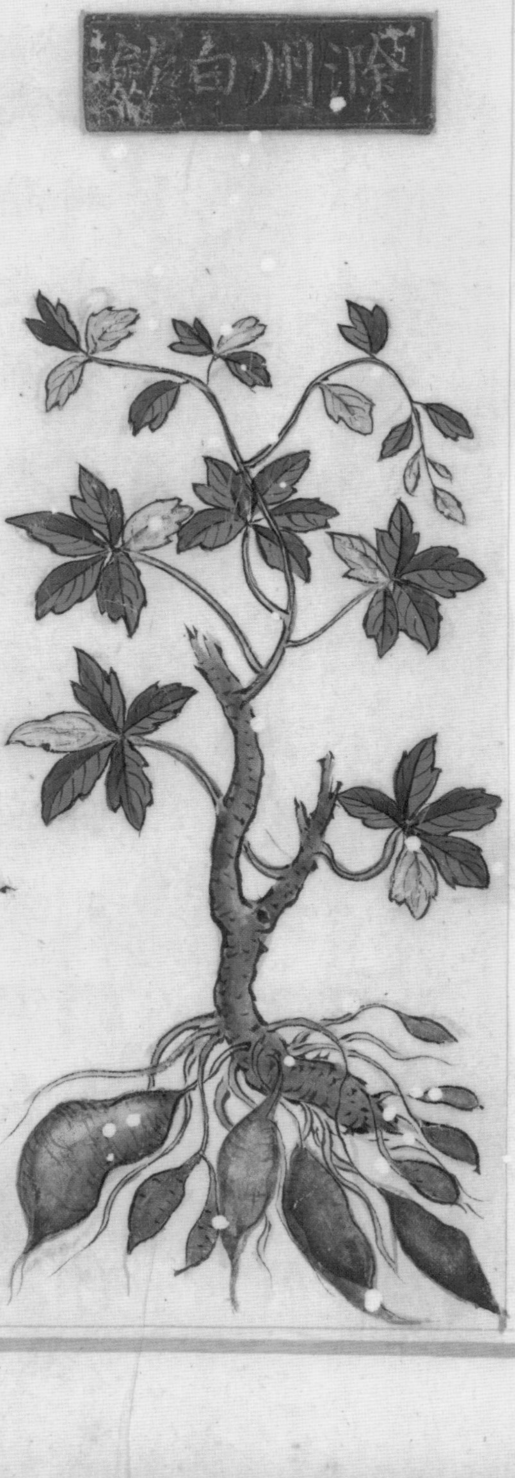

白歛 出神農本經 主癰腫疽瘡散結氣止痛除熱目中赤小兒驚癇温瘧女子陰中腫痛 以上白字神農本經 下赤白殺火毒 以上黑字名醫所錄

名 菟核　白草　白根　崑崙

苗 圖經曰二月生苗多在林中作蔓生其莖赤色莖端有五葉如小桑五月開花七月結實根如雞鴨卵三五枚同窠皮黑肉白濠州有一種赤斂功用與白斂同花實亦相類但表裏俱赤爾 唐本注云此根似天門冬一株下有十許根皮赤黑肉白如芍藥

地 圖經曰生衡山山谷及江淮州郡荆襄懷孟商齊濠諸州皆有之 道地 滁州

時 生 春生苗 採 二月八月取根

收 暴乾

用 根

質 類地瓜而長

色 皮黑肉白

味 苦甘

性 寒洩

氣 氣薄味厚陰中之陽

臭 朽

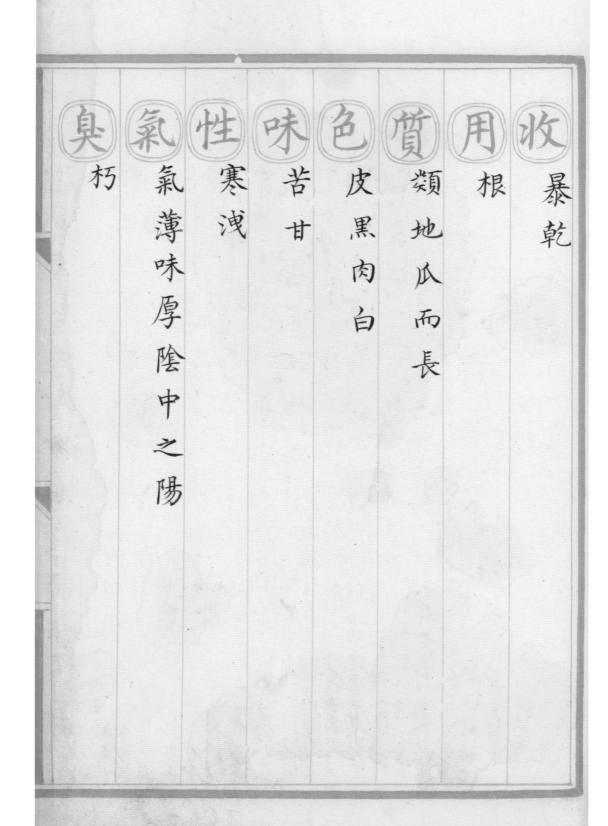

主 一切腫毒生肌止痛

助 代赭為之使

反 烏頭

治 蘇圖經曰治風金瘡及面藥日華子云止驚邪血邪發背瘰癧腸風痔瘻刀箭瘡撲損温熱瘧疾血痢火瘡別錄云疥丁瘡及發背并湯火灼爛瘡以水調末傅之效

合 合赤小豆茵草為末用雞子白調塗腫毒

解 殺火毒

草之草

青葙子 無毒

植生

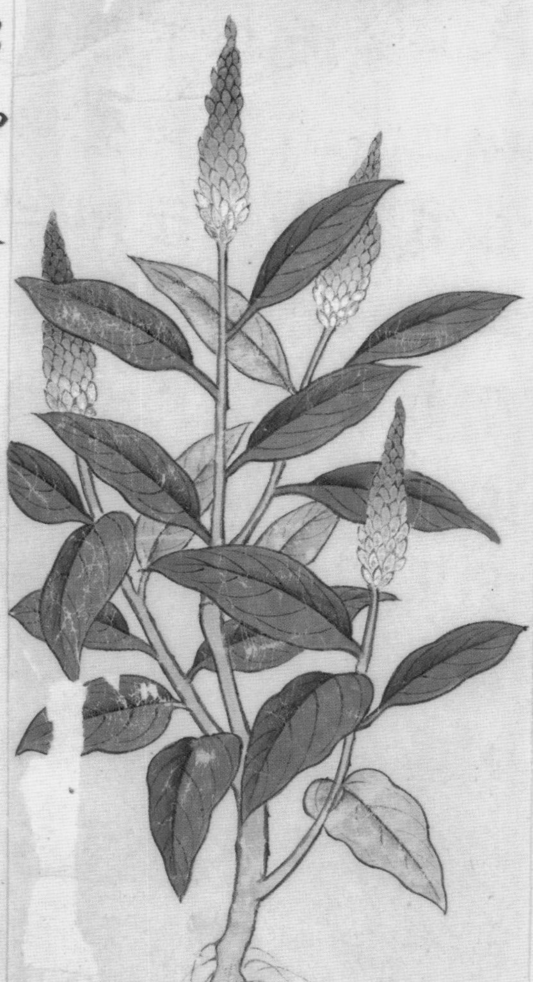

青葙子 出神農本經 主邪氣皮膚中熱風瘙身痒殺三蟲療脣口青 以上白字神農本經 惡瘡疥蝨

痔蝕下部䘌瘡 以上黑字名醫所錄

名 草蒿 萋蒿 草藁 崑崙草
草決明

苗 圖經曰 二月生苗長三四尺葉闊似柳軟莖似蒿青紅色六七月開花上紅下白子黑光而匾有似莨菪根似蒿根而白直下獨莖生根又有一種花黃名陶珠術苗亦相似恐不堪用

唐本注云 此草苗高尺許葉細軟花紫白色實作角子黑而匾光似莧實而大四月五月生下濕地荊襄人名為崑崙草

地 圖經曰 生江淮州郡平谷道傍皆有之

道地 滁州

時　生二月生苗　採三月取莖葉六月八月取子

收　陰乾

用　子

質　類雞冠花子

色　黑

味　苦

性　微寒洩

氣　味厚於氣陰也

【主】惡瘡疥瘙目腫盲瞖

【製】雷公云凡用先燒鐵臼杵單擣用

【治】療唐本注云苗治温癧擣汁服藥性論云子治肝臟熱毒衝眼赤障青盲瞖腫日華子云子治五臟邪氣鎮肝堅筋骨去風寒濕痺○苗止金瘡血別錄云子汁療鼻衄出血不止以三合灌鼻中差

補日華子云益腦髓明耳目

【贗】思蓂子鼠細子為偽

草之草

雚菌有小毒　植生

雚音完菌音郡出神農本經主心痛溫中去長蟲白瘲音蘚蟯音饒蟲蛇螫毒癥瘕諸蟲以上白字神農本經疽蝸去蚘蟲寸白惡瘡以上黑字名醫所錄

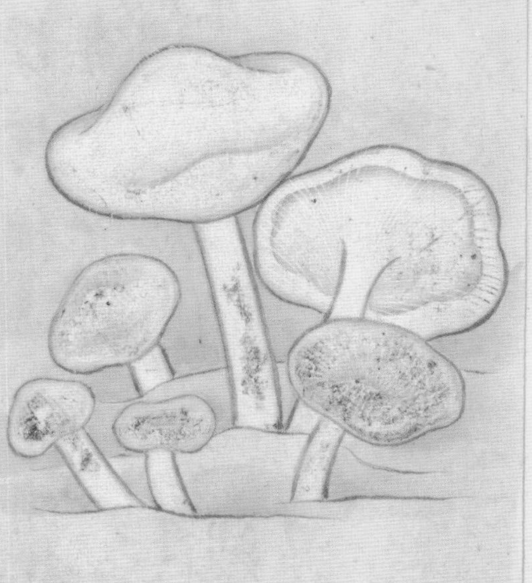

名 雚蘆　鸛菌

苗 唐本注云渤海蘆葦澤中鹹鹵地自然有此菌尒亦非鸛屎所化生也其色白輕虛表裏相似與衆菌不同然秋雨以時即有天旱及霖即稀也食療云又菌子有數種槐樹上生者良野田中生者恐有毒生食之殺人

地 圖經曰生東海池澤及渤海武章滄州皆有之

時 生無時　採八月取

收 陰乾

用 頭莖

質 類葷而大小不一

色 白

味 鹹甘

性 平微温

氣 氣厚味薄陽中之陰

臭 朽

助 得酒良

反 畏雞子

杵末用

【製】

【治】〔療〕藥性論云除腹内冷痛及治白禿瘡

【合治】以清汁雚蘆一兩合羊肉臛日食一次療蚘蟲攻心如刺○為末合豬肉作臛食之療蚘蟲

【禁】仰卷紫色及大耳青色仰生者皆不可食發五臟風壅經絡多食動痔病昏多睡背膊四肢無力

草之草

白及 無毒

植生

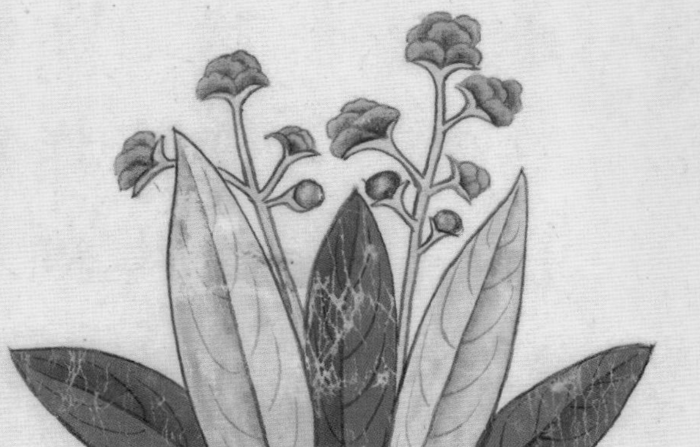

白及出神農本經主癰腫惡瘡敗疽傷陰死肌胃中邪氣賊風鬼擊痱音肥緩不收以上白字神農本經除白癬疥蟲以上黑字名醫所錄

名 甘根 連及草

苗 圖經曰春生苗高一尺許似栟櫚及藜蘆莖端生一臺葉似杜若兩指大而青四月開紫花七月結實熟時黃黑色至冬葉凋根似菱米有三角角端生芽古方鮮稀用今人亦作糊用之

地 圖經曰生北山川谷兗句越山及江淮河陝漢黔諸州近道皆有之 道地 興州 申州

時 生 春生苗 採 二月八月九月取根

收 暴乾

用 根

質 類菱而大小不一

色 黄褐

味 苦辛

性 平寒洩

氣 氣薄味厚陰中之陽

臭 香

主 癰疽瘡腫生肌止痛

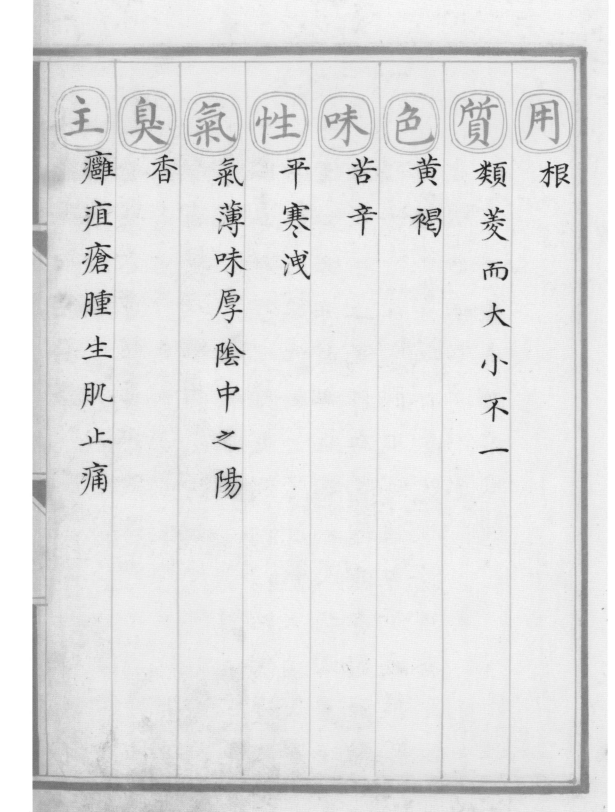

助
紫石英為之使

反
烏頭畏李核杏仁惡理石

製
去蘆鬚剉碎用

治
療
唐本注云手足皸䡔音折取嚼塗之有効藥性論云治結熱不消及陰下瘻并面上䵟皰令人肌滑日華子云止驚邪血邪癇疾赤眼癥結發背瘰癧腸風痔瘻刀箭瘡撲損別錄云温熱瘧疾血痢湯火瘡風痒云鼻衄不止以末津調塗山根立愈

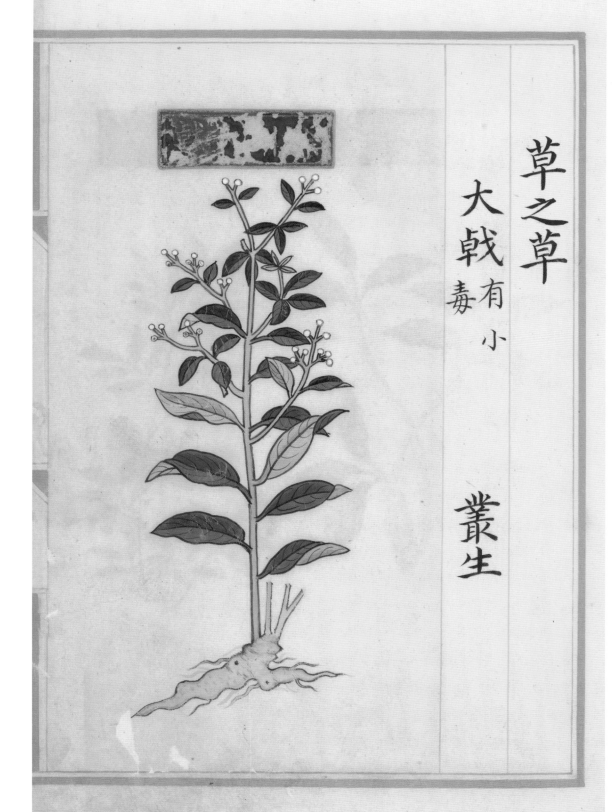

草之草

大戟 有小毒

叢生

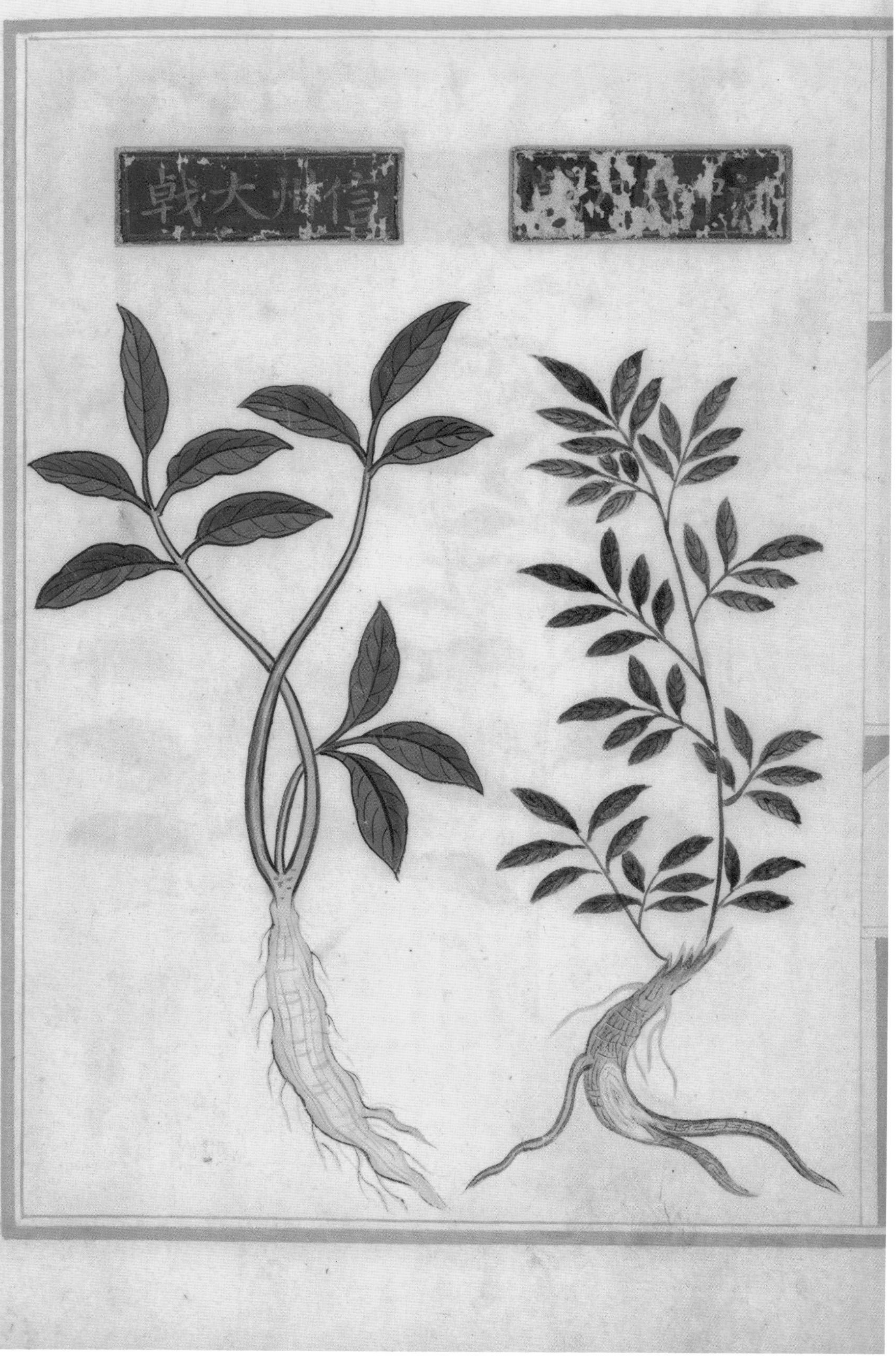
信州大戟

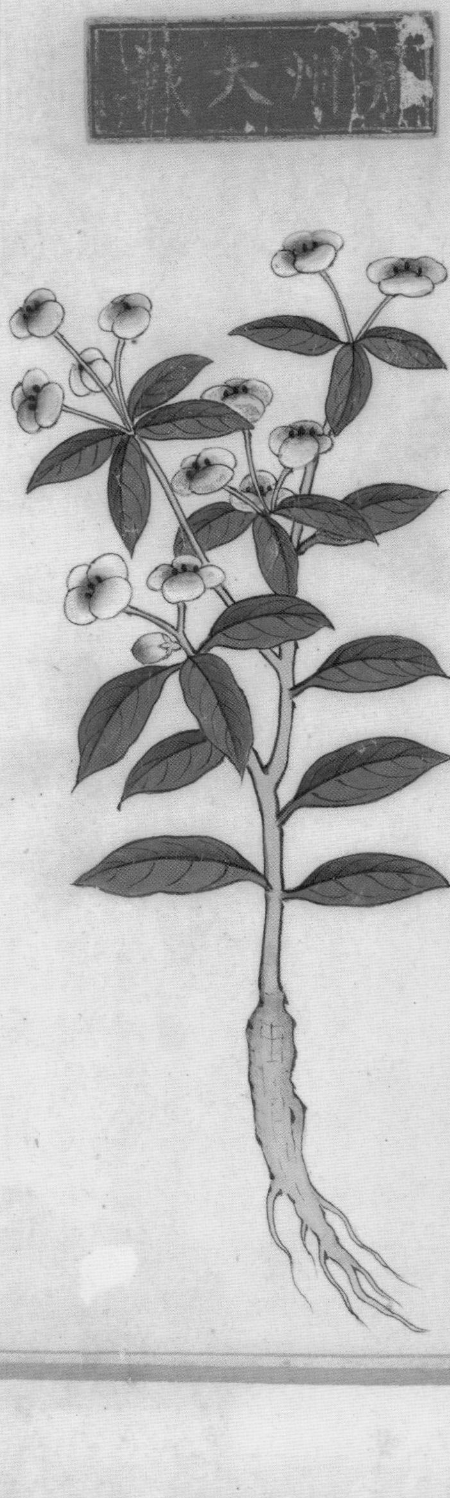

大戟出神農本經主蠱毒十二水腹滿急痛積聚中風皮膚疼痛吐逆以上白字神農本經頸腋癰腫頭痛發汗利大小腸以上黑字名醫所錄

名

邛鉅

苗 圖經曰春生紅芽漸長作叢高尺許葉似初生楊柳而小團三四月開黃紫花團圓似杏花又似蕪荑根似細苦參皮黃黑肉黃白色淮甸出者莖圓高三四尺花黃葉至心亦如百合苗江南生者葉似芎藭此品乃澤漆根也

地 圖經曰生常山及淮甸江南皆有之 道地滁州河中府信州并州

時 生春生苗 採二月八月十二月取根

收 陰乾

用 根

質 類苦參而麄大

色 皮黄肉白

味 苦甘

性 大寒洩

氣 氣薄味厚陰中微陽

臭 焦

主 利水道去積聚

助 小豆為之使

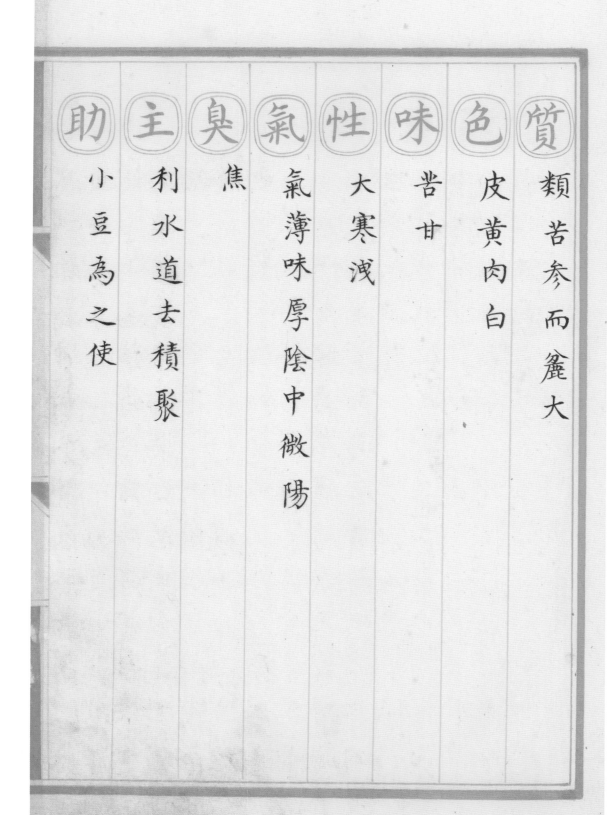

甘草畏菖蒲蘆草鼠屎惡山藥

反

製

雷公云凡採得於槐砧上細剉與細剉海芋葉拌蒸從巳至申去芋葉熈乾用

治

療圖經曰治癮疹風及風毒脚腫並煑水熱淋之日再三便愈藥性論云破新陳惡血癖塊腹內雷鳴通月水善治瘀血日華子云洩天行黃病溫瘧破癥結

合治

合當歸橘皮各一兩水二升煑取七合頓服治水腫無問年月深淺雖脉惡亦宜服之服後利水二三升不愈再服便差須禁食毒物一年

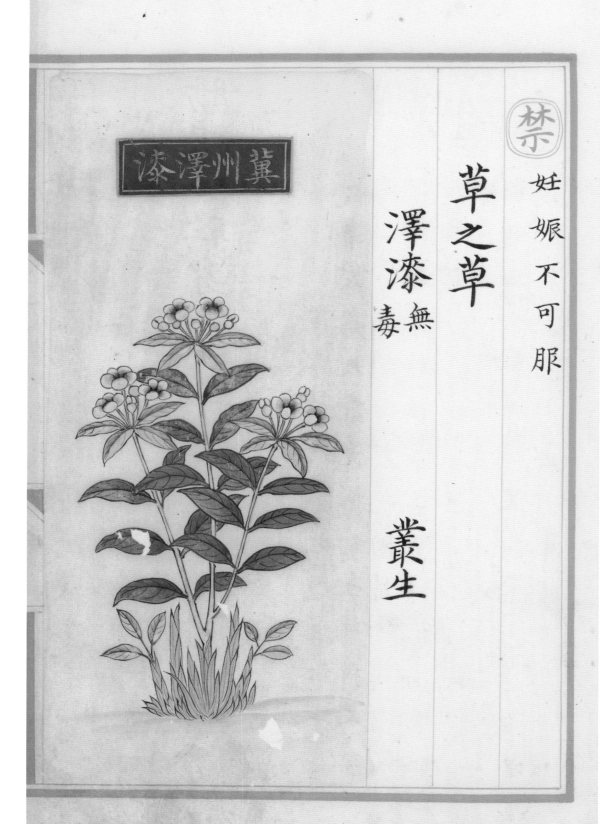

禁

妊娠不可服

草之草

澤漆 無毒

叢生

澤漆出神農本經主皮膚熱大腹水氣四肢面目浮腫丈夫陰氣不足以上白字神農本經利大小腸明目輕身以上黑字名醫所錄

名 漆莖

苗 圖經曰澤漆大戟苗也春生紅芽漸長作叢高尺許葉似初生楊柳而小團三四月開黃紫花團圓似杏花又似蕪荑生時摘葉有白汁出亦能嚙人肉故以為名

地 圖經曰生泰山川澤及冀州鼎州明州皆有之

時 生 春生苗
採 三月三日七月七日取
收 陰乾
用 莖葉
質 類新柳莖葉而團聚
色 青
味 苦辛
性 微寒洩
氣 氣薄味厚陰中之陽

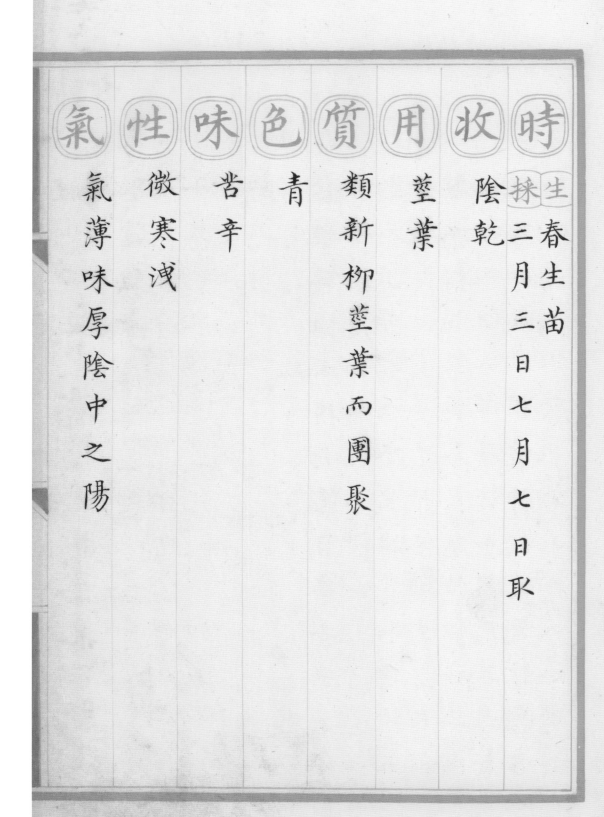

臭 腥

主 水腫蠱毒

助 小豆為之使

反 惡山藥

治 療藥性論云利小便日華子云止瘧疾消痰去熱

合 以三斤用東流水五㪷煑取一㪷五升然後用半夏半升紫參生薑白前各五兩甘草黃芩人參桂心各三兩八物㕮咀入澤漆汁中煎取五升每服五合日三服治肺欬上氣脉沉者愈○夏間取莖嫩葉十斤入水一㪷

研汁約二㪷於銀鍋內慢火熬如稀餳用甕器收貯每日空心以一茶匙合溫酒調服治十種水氣以愈為度

草之草

茵芋有毒

植生

絳州茵芋

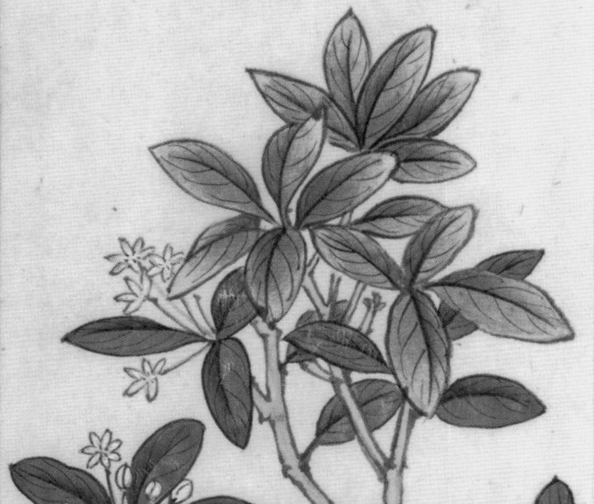

茵芋 出神農本經 主五臟邪氣心腹寒熱羸瘦

如瘧狀發作有時諸關節風濕痹痛 以上白字

神農本經 療久風濕走四肢脚弱 以上黑字名醫所錄

名 莞草 卑共

苗 圖經曰春生苗高三四尺莖赤葉似石榴葉而短厚又似石南葉四月開細白花五月結實

地 圖經曰生泰山川谷及雍州華州杭州皆有之 道地 絳州彭城

時 生 春生苗 採 三月三日四月七月取

收 陰乾

用 莖葉

質 類石榴葉而短厚

色 青

味 苦

性 温洩

氣 氣厚味薄陽中之陰

臭 朽

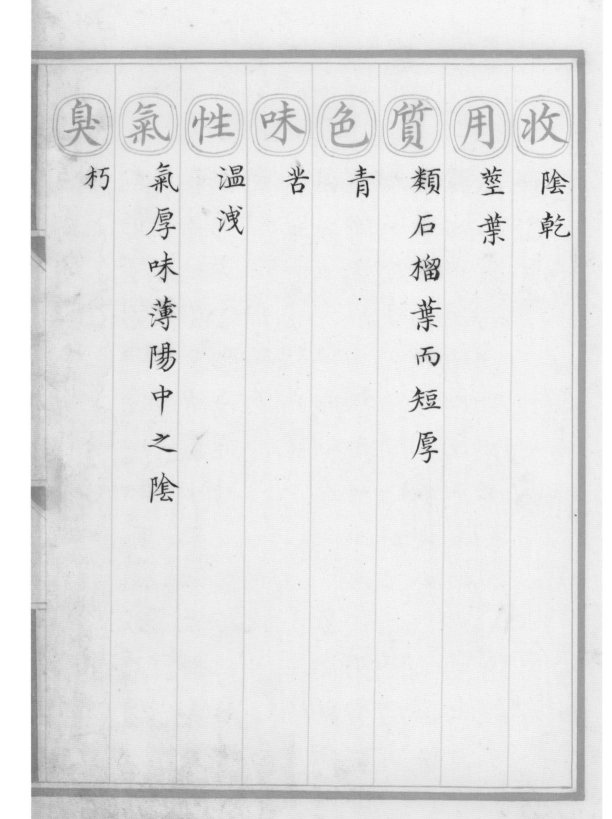

主 祛風除濕

製 剉碎炙用

治 療藥性論云治男子女人軟脚毒風并温瘴發作有時日華子云治一切冷風筋骨怯弱羸顫

合 合附子天雄烏頭秦艽女萎防風防己躑躅石南細辛桂心各一兩切碎以絹袋盛合清酒一㪷漬之冬七日夏三日春秋五日藥成初服一合日三漸增之治賊風手足枯痺四肢拘攣癱

草之走

赭魁 無毒

蔓生

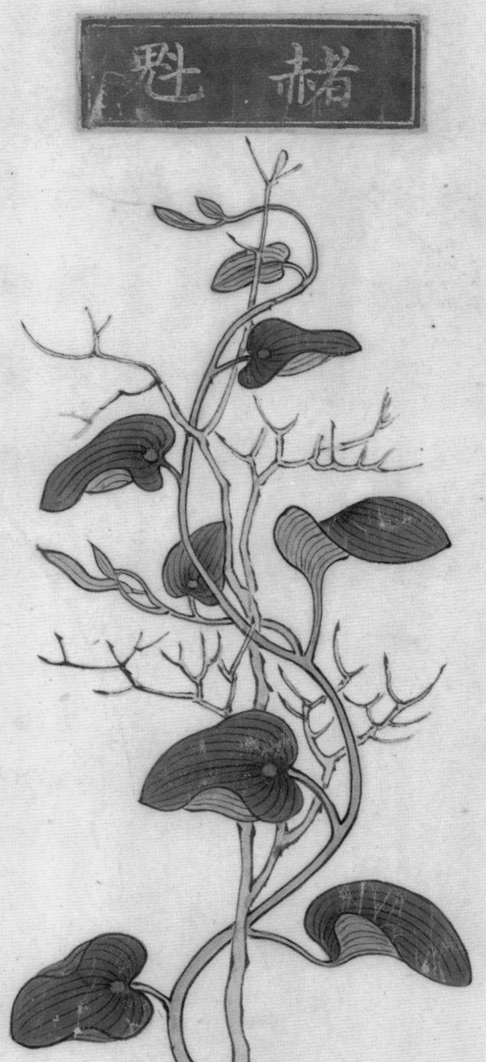

赭魁音者主心腹積聚除三蟲名醫所錄

苗

蜀本云其苗蔓延而生葉似蘿摩根若菝葜皮紫黑肉黄赤其大者輪囷如升小者若拳陶隱居云狀如小芋子肉白皮黄梁漢人蒸食之唐本注

云葉似杜衡蔓生草木上大者如斗小者如升陶所說者乃土卵爾不堪入藥梁漢人名黃獨蒸食之非赭魁也

地 圖經曰生山谷中所在有之

時 生春生苗 採二月取

收 暴乾

用 根

質 類芋而大小不一

色 紫黑

味 甘
性 平緩
氣 氣厚於味陽也
臭 朽

草之草
貫衆 有毒
植生

淄州貫衆

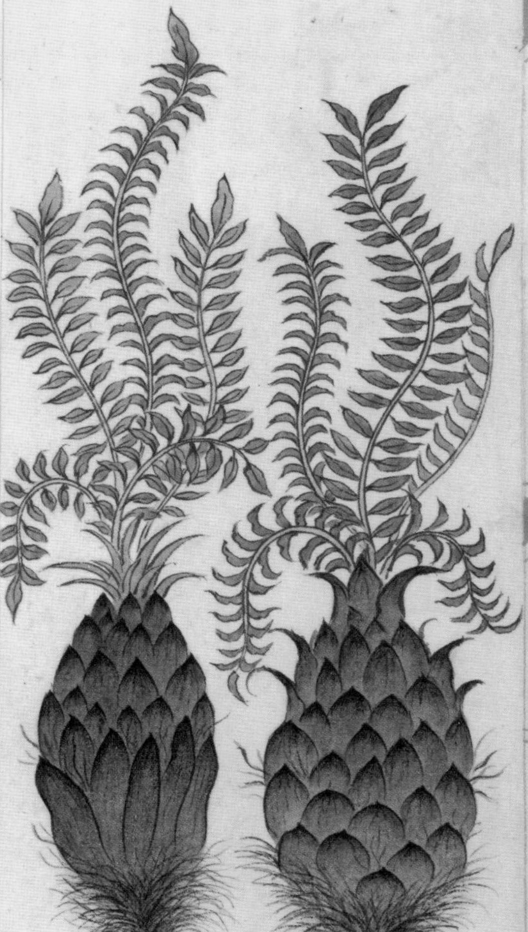

貫衆 出神農本經 主腹中邪熱氣諸毒殺三蟲

以上白字神農本經 去寸白破癥瘕除頭風止金瘡

○花療惡瘡令人洩 以上黑字名醫所錄

名 貫節 貫渠 百頭 虎卷 扁符

伯萍 藥藻 草鴟頭

苗

圖經曰春生苗赤葉大如蕨而少有花者莖幹三稜葉綠色似小雞翎又名鳳尾草根紫黑色形如大瓜下有有黑鬚毛又似老鴟爾雅云濼舒若切貫衆郭璞注云葉圓銳莖毛黑布地經冬不死廣雅謂之貫節是也蜀本云苗似狗脊狀如雉尾根直多枝皮黑肉赤曲者名草鴟頭也

地

圖經曰生玄山山谷及宛句少室山今陝西河東州郡及荆襄間多有之
道地淄州

時

生春生苗
採二月八月取根

收

陰乾

用 根

質 類黑狗脊而有甲

色 黑

味 苦

性 微寒

氣 味厚於氣陰中之陽

臭 香

主 消毒殺蟲

助 藿菌赤小豆為之使

製 去土鬚用

治 療圖經曰根止鼻血擣末水調服一錢効○草鴟頭療頭風

草之草

蕘花有毒 叢生

蕘花

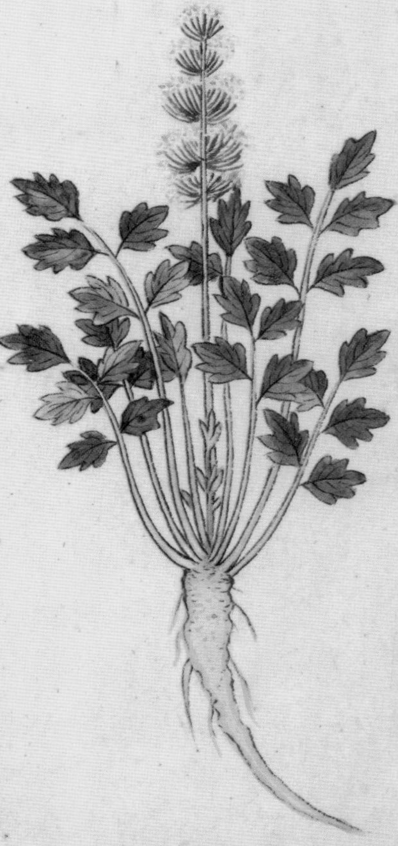

蕘花音饒出神農本經主傷寒溫瘧下十二水破積聚大堅癥瘕蕩滌腸胃中留癖飲食寒熱邪氣利水道以上白字神農本經療痰飲欬嗽以上黑字名醫所錄

苗
陶隱居云形似芫花而極細色白唐本注云今此種苗似胡荽高二尺許莖無刺花細黄色實與芫花全不相似也

地
圖經曰生咸陽川谷及河南中年今所在有之道地雍州

時
生春生苗
採六月取花

收
陰乾

用
花

色
黄

味
苦辛

性 寒洩

氣 味厚於氣陰中之陽

臭 香

主 下水腫破積聚

治 療藥性論云治欬逆上氣喉中腫滿痊氣蠱毒痃癖氣塊

草之草

牙子有毒 植生

江寧府牙子

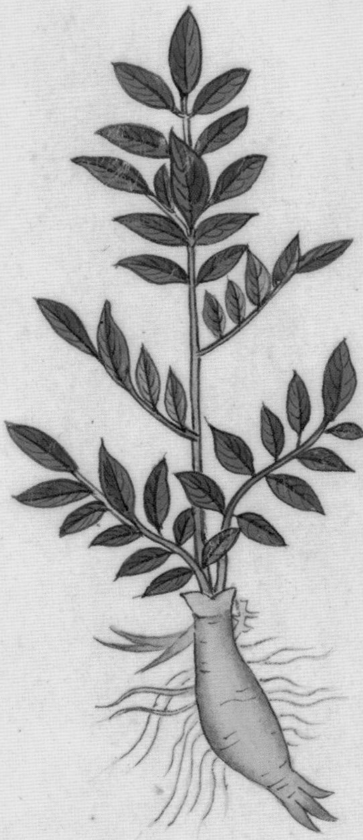

牙子主邪氣熱氣疥瘙惡瘍瘡痔去白蟲

神農本經

名 狼牙 狼齒 狼子 大牙

苗 圖經曰苗似蛇莓而厚大深綠色根黑若獸之齒牙故以名之

地 圖經曰生淮南川谷及兗句今江東京東州郡多有之

時 生春生苗 採三月八月取根

收 暴乾

用 根

質 類狼牙

色 黑

味 苦酸

性 寒洩

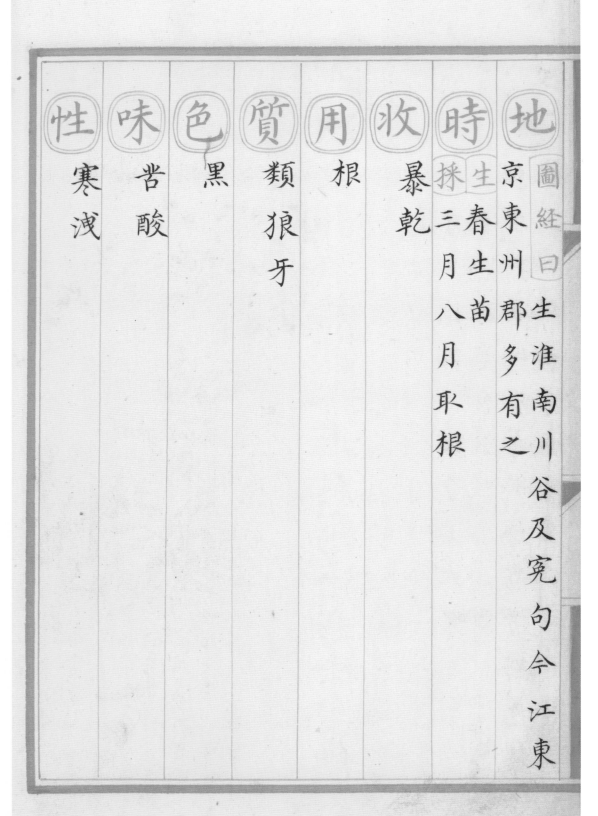

味厚於氣陰也

【臭】朽

【助】蕪荑為之使

【反】惡地榆橐肌

【治】【療】【圖經】曰治婦人陰瘡【藥性論】云治浮風瘙痒煎汁洗惡瘡【日華子】云殺腹臟一切蟲止赤白痢煎服【別錄】云小兒陰瘡濃煑草汁洗之○射工中人已有瘡者取葉或根擣傅又飲汁五六合効

【合治】○獨莖者細擣合臘月豬脂傅蛇咬毒以五兩㕮咀用水四升煑取半升

去滓合苦酒一小盞以綿濡湯瀝患處日四五次治婦人陰蝕若中爛傷者即愈

禁

根中濕腐爛生衣者殺人

草之草

及巳 有毒

植生

及巳

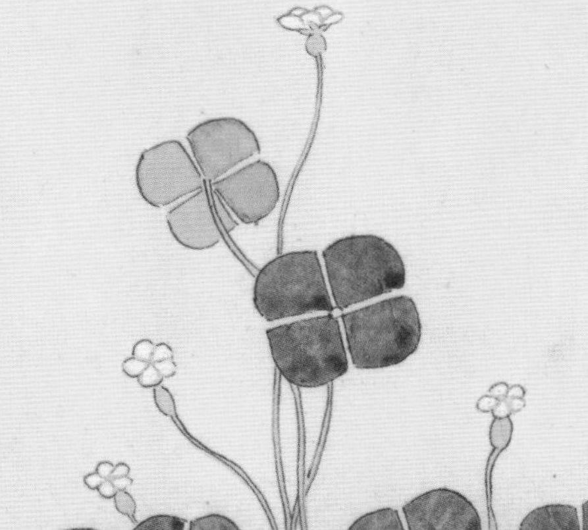

及巳主諸惡瘡疥痂瘻蝕及牛馬諸瘡名醫所錄

【苗】唐本注云此草一莖莖頭四葉葉隙著白花好生山谷陰虛軟地根如細辛而黑今以當杜衡非也

地 唐本注云 處處山谷中有之

時 生 春生苗 採 二月取根

收 日乾

用 根

質 類細辛

色 黑

味 苦

性 平洩

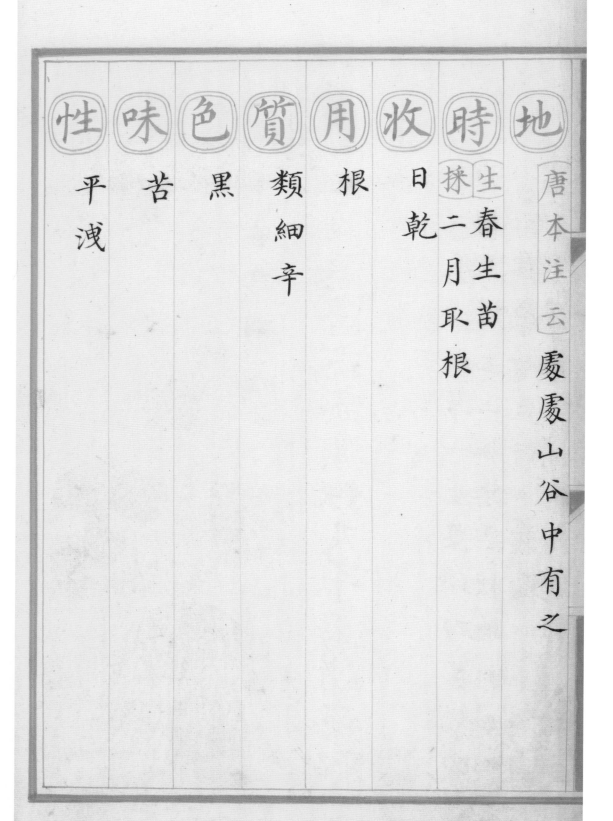

【氣】味厚於氣陰中之陽

【臭】朽

【製】洗去土用

【治】療藥性論云單用治瘑疥日華子云煎湯洗白禿瘡皮膚瘙痒并傅効

【禁】不入湯藥入口使人吐血

【贗】杜衡為僞

草之草

羊躑躅有大毒 植生

潤州羊躑躅
海州山躑躅

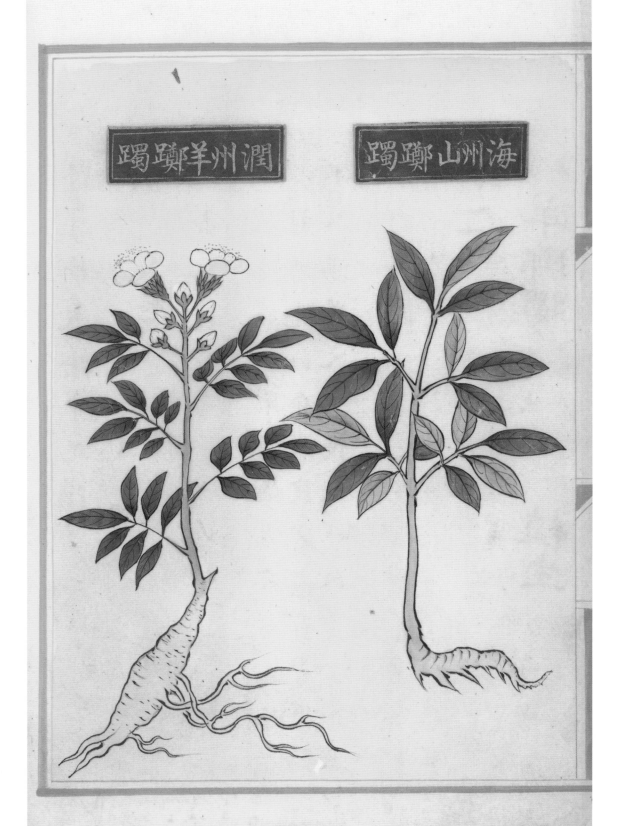

羊躑躅 出神農本經 主賊風在皮膚中淫淫痛

温瘧惡毒諸痺 以上白字神農本經 邪氣鬼疰蠱毒

以上黑字名醫所錄

【名】玉支

【苗】【圖經曰】春生苗高三四尺葉似桃葉夏開花似凌霄山石榴旋葍輩而正黃色羊誤食其葉則躑躅而死故以為名一種今嶺南蜀道山谷徧生皆深紅色如錦繡然或云此種不入藥用

【地】【圖經曰】生太行山川谷及淮南山今所在有之【道地】潤州海州

時 生春生苗 採三月四月取花

收 陰乾

用 花

色 黄

味 辛

性 温散

氣 氣之厚者陽也

反 惡諸石及麪

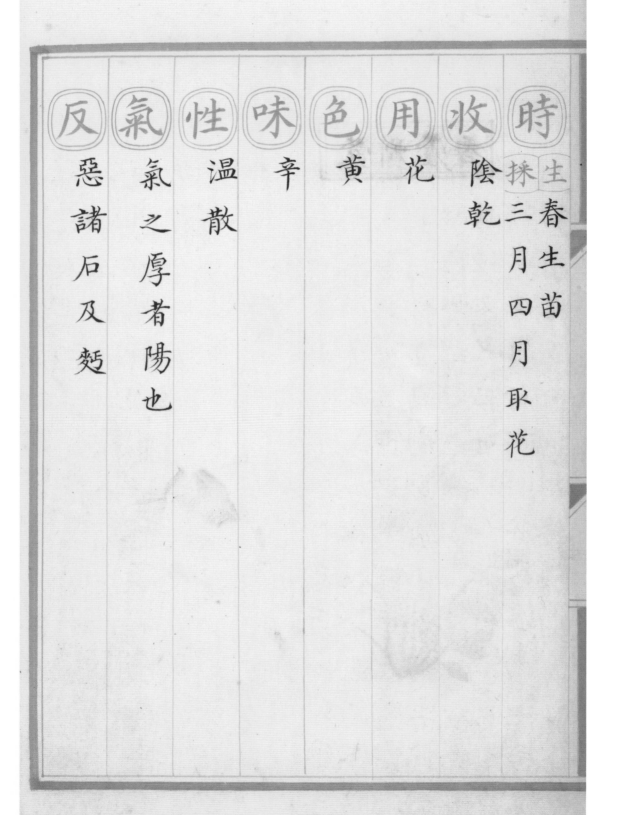

合治

去皮者不拘多少擘為二片合剉碎黄連等分用水浸七日每日空心日午臨臥將浸水吞下一片療癧風鼻搨及手指曲節間痛不可忍漸至脫落者兩月後便覺有効若浸水少旋添如只腿脹用鍼刺出毒物忌食動風之物○去皮者五枚細研合麵一匙水調塗小兒丹瘤○以一枚合朴消一錢研細用新汲水調服治咽中瘡腫未効連進二三服愈○合蛤粉等分研膏敷湯火傷湯傷用油調火傷用水調

草之草

天南星 有毒

植生

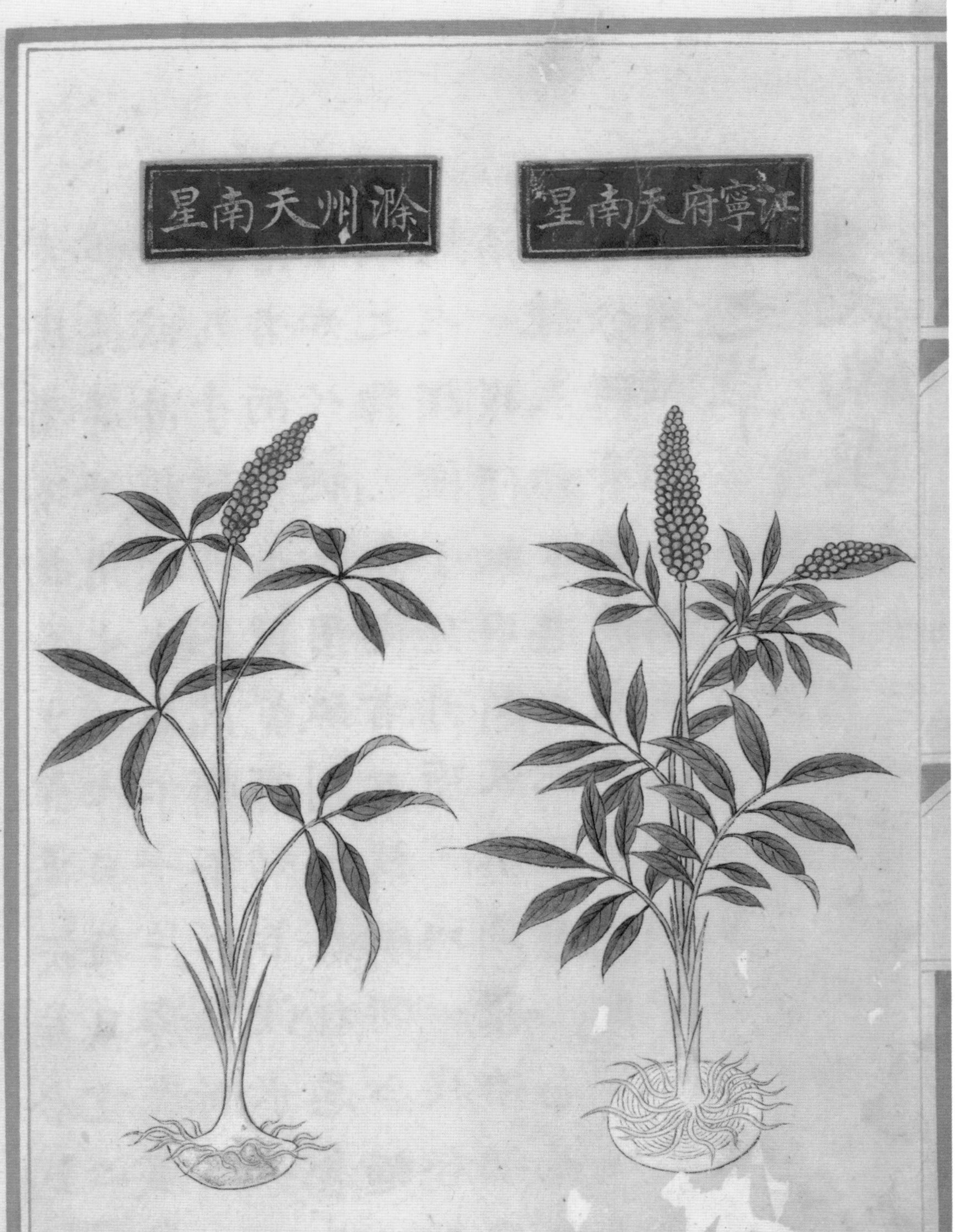
江寧府天南星
滁州天南星

天南星主中風除痰麻痺下氣破堅積消癰腫利胸膈散血墮胎名醫所錄

苗 圖經曰春生苗似荷梗莖高一尺以来葉如蒟蒻兩枝相抱五月開花似蛇頭黃色七月結子作穗似石榴子紅色根似芋而圓亦與蒟蒻根相類人多誤採莖斑花紫是蒟蒻一說天南星如本草所說即虎掌也小者名由跋後人採用乃別立一名爾今天南星大者四邊皆有子採時盡削去之陳藏器云半夏高一二尺由跋高一二寸此正誤相反言也今由跋苗高一二尺莖似蒟蒻而無斑根如雞卵半夏高一二寸亦有盈尺者根如

小指正圓也江南吳中又有白蒟蒻亦曰鬼芋根都似天南星生下平澤極多皆雜採以爲天南星了不可辨市中所收往往是也但天南星小柔膩肌細炮之易裂差可辨爾

地 圖經曰生平澤今處處有之 陳藏器云生安東山谷 道地 江寧府滁州

時 生 二月生苗 採 二月八月取根

收 暴乾

用 根

質 類蒟蒻根而小

色 白

味 苦辛

性 烈散

氣 氣厚於味陽中之陰

臭 朽

主 祛風化痰

反 畏附子乾薑生薑

製 薑汁浸透炮過或用白礬皂莢煮去其毒並曬乾用又以南星為末裝入

臘月牛膽内當風處陰乾入藥用

治

療圖經曰療中風痰毒陳藏器云主金瘡傷折瘀血擣傅傷處良日華子云主蛇蟲咬疥癬惡瘡

合治

合躑躅花並生擣作餅子蒸四五遍以稀葛囊盛掛候乾為末以蒸餅糊丸如梧子大每服酒下三丸治風痛若腰脚痛空心服手臂痛食後服○五月五日午時以大者合龍腦等分研細入小磁器中密封治急中風目瞑牙噤無門下藥者用一字或半錢以中指點末揩齒大牙左右二三十指其口自開始得下別藥名開關散○以一口箇當心作坑子合雄黃一塊

在內用麵裹燒候雄黃作汁以盞子
合定出火毒去麵研末入麝香少許
治小兒走馬牙疳蝕透損骨及小攻
蝕者拂瘡上驗○以一箇重一兩換
酒浸七伏時取出於新瓦上周迴炭
火炙令乾裂濕地去火毒擣末合朱
砂一分研勻每服半錢荊芥湯調下
治驚風墜涎空心日午時進一二服
○以大者一箇炮為末每服一大錢
合生薑三片水一盞煎至五分空心
臨卧各一服治欬嗽○以末三錢合
京棗三枚水二盞煎八分温服治吐
瀉不止四肢發厥虛風不省人事服
此四肢漸暖神識便省名回陽散○
合防風等分為末醋調
貼破傷風瘡強直者

禁 妊娠不可服

贋 鬼芋根為偽

草之草

三賴 無毒 叢生

三賴

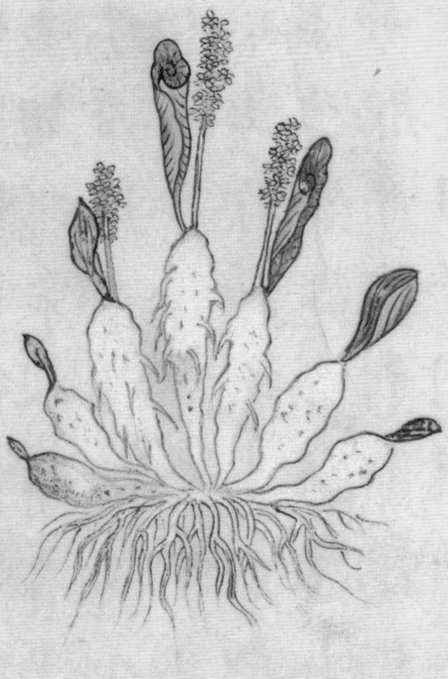

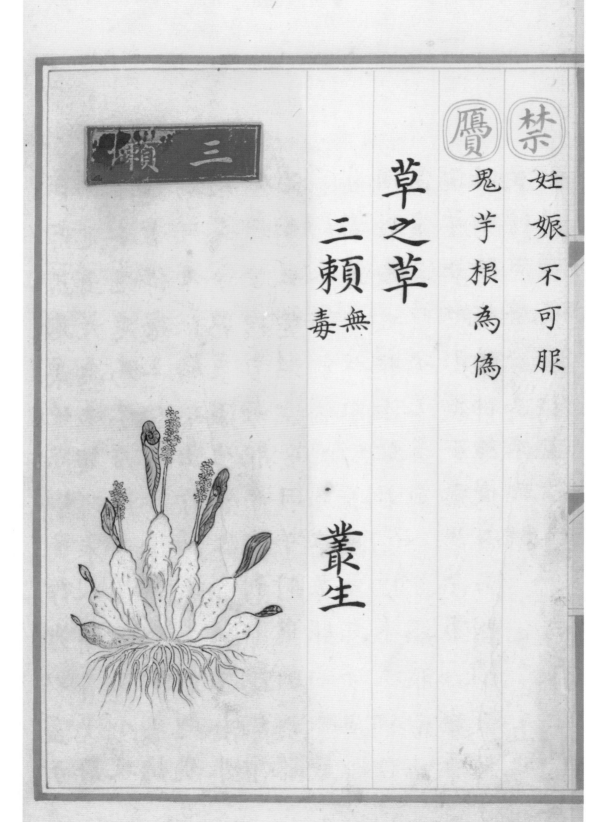

三賴辟穢氣作面脂療風邪潤澤顏色為末擦牙祛風止痛及牙宣口臭今補

苗

謹按其根分蒔春月抽牙直上生一葉似車前而卷至秋旁生一莖開碎花紅白色不結子其本旁生小根作叢每根發芽亦生一葉至冬則凋土人取根作段市之其香清馥逼人可愛今合香多用之

地

出廣東及福建皆有之

時

生 春生苗

採 十月取根

收

陰乾

用　根

色　白

味　辛

性　温

氣　氣之厚者陽也

臭　香

製　碾細用

八角茴香

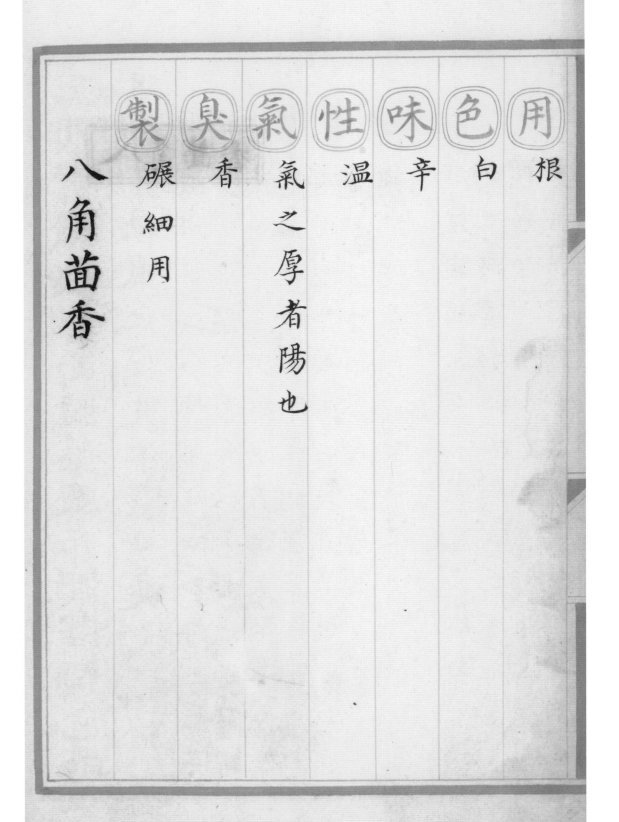

八角茴香

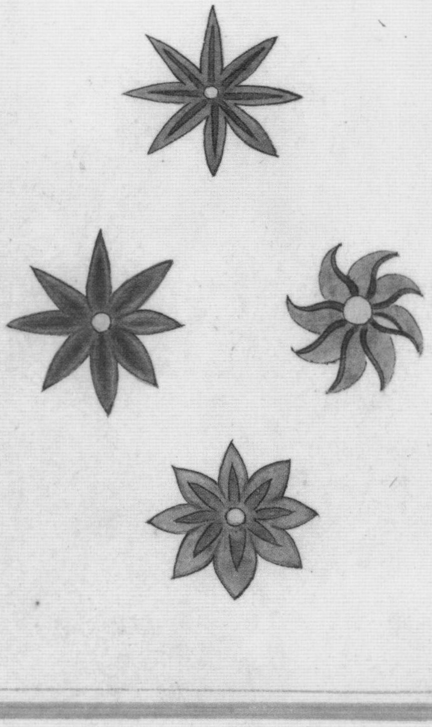

八角茴香主一切冷氣及諸疝疞痛今補

地

謹按

大明一統誌所載土產占城國今四川湖廣永州府祁陽等縣所貢多由舶上来者茴葉傳聞未諳其的擾其形大如錢有八角如車輻而銳赤黑色每

角中有子一枚如皂莢子小匾而光明可愛今藥中多用之又四川雅州出一種木蟹其形與此無異但六角味酸無香為別然不聞入藥而市人多以此亂真用者當細辨耳八角者佳

用

色 赤黑

味 辛甘

性 温散

氣 氣之厚者陽也

臭 香

製 細剉火炒用

合治 合木香乳香川楝子丁香破故紙香附子葫蘆巴京三稜甘草各一兩杜仲五錢共為末酒糊為丸如桐子大每服三十丸加至五十丸空心用溫酒或鹽湯送下日進三服治男子小腸氣肚疼一切氣積及補下元虛冷脾胃不和並宜服之有効○合沉香木香青鹽食鹽各一錢川楝肉小茴香各二錢新荔枝核十四箇燒存性為末每服三錢空心用熱酒調下治疝氣陰核腫大痛不可忍○合木香木通檳榔當歸赤芍藥青皮澤瀉橘

皮甘草入桂少許薑三片每服三錢煎服治冷氣凝滯小便淋澀作痛身體冷

贋

木蟹為偽

兩頭尖 有毒

兩頭尖

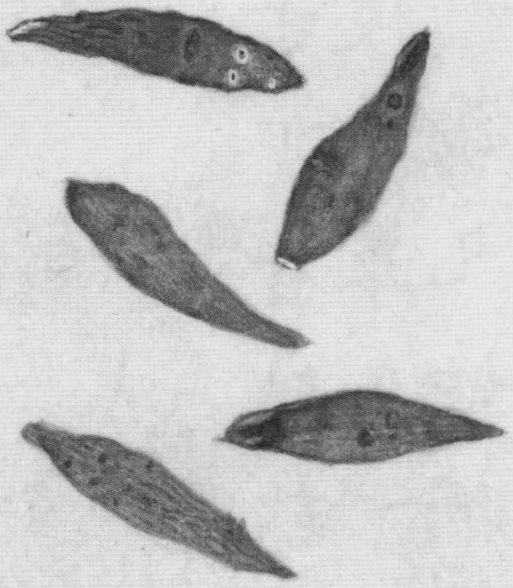

兩頭尖療風及腰腿濕痺痛今補

苗 謹按此種乃附子之類苗葉亦相似其根似草烏皮黑肉白細而兩端皆銳故以為名也

地 出陝西

時 生春生苗 採二月八月取根

收 暴乾

用 根

色 皮黑肉白

味辛
性熱
氣氣之厚者陽也
臭朽
製擣碎入藥用
贗白附子經石灰水泡皮皺皺者為僞

草之草

佛耳草無毒　叢生

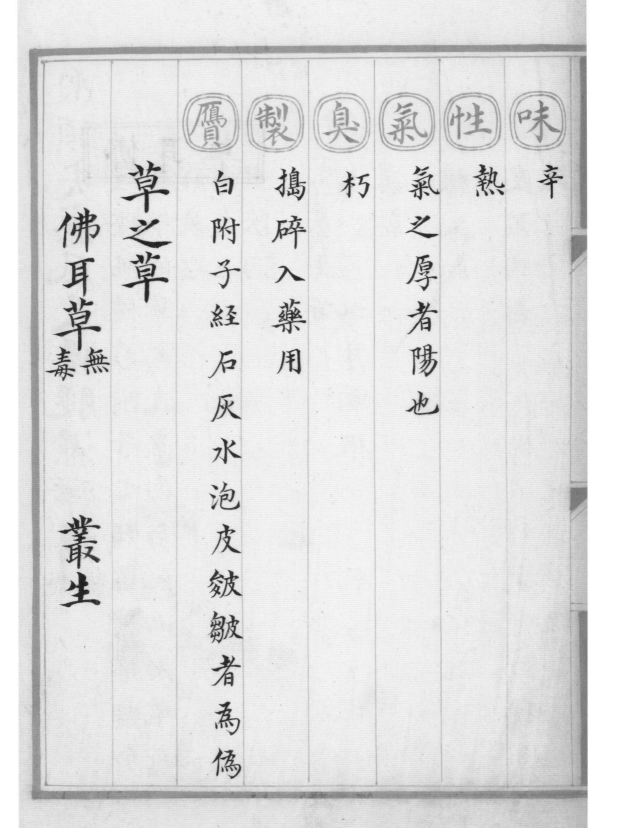

佛耳草

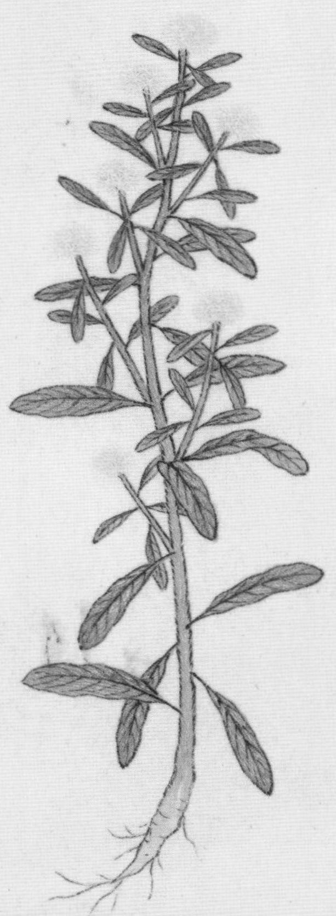

佛耳草治寒嗽及痰除肺中寒大升肺氣

今補

苗

謹按此草春生苗高尺餘莖葉頗類旋覆而遍有白毛折之有綿如艾且柔韌莖端分岐着小黃花十數作朶瓣極茸細今醫家治寒嗽多用之由

其能升肺氣而散寒邪故也

地 江南多有

時 生 春生苗 採 夏秋取

收 陰乾

用 莖葉花

色 花黄葉綠

味 辛

性 熱

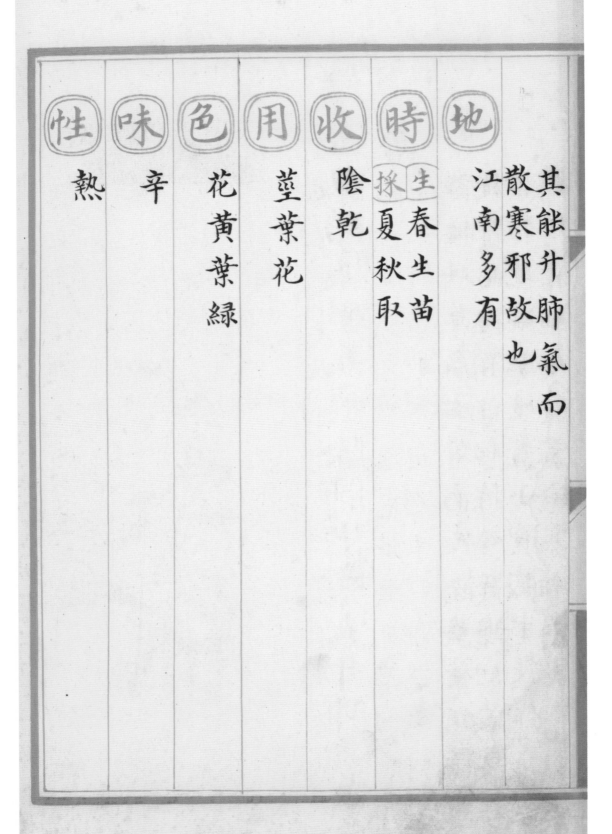

【氣】 氣之厚者陽也

【臭】 朽

【助】 少用款冬花為使

【製】 剉碎用

【治】 【療】治形寒飲冷痰嗽經久不差者煎湯細細嚥之効

【合】 治風入肺久嗽不愈用佛耳草同鵝管石雄黃款冬花為末以雞子清刷紙捲藥末作筒燒煙口銜吸之又方用佛耳草同南星鬱金鵝管石款冬花為末和薑艾置舌上以藥艾于薑上灸之取煙入喉中

禁 過食損目

三種海藥餘

甁香謹按陳藏器云生南海山谷草之狀

也味寒無毒主天行時氣鬼魅邪精等並

宜燒之又於木煑善洗水腫浮氣與土薑

芥子等煎浴湯風瘧甚驗也

釵子股謹按陳氏云生嶺南及南海諸山

每莖三十根狀似細辛味苦平無毒主解

毒癰疽神驗忠萬州者佳草莖功力相似
以水煎服縁嶺南多毒家家貯之
宜南草謹按廣州記云生廣南山谷有莢
長二尺許内有薄片似紙大小如蟬翼主
邪小男女以緋絹袋盛一牛佩之臂上辟
惡止驚此草生南方故作南北字令人多
以男女字非也宜男草者即萱草是
一十三種陳藏器餘

草之草

狼把草　叢生

狼把草

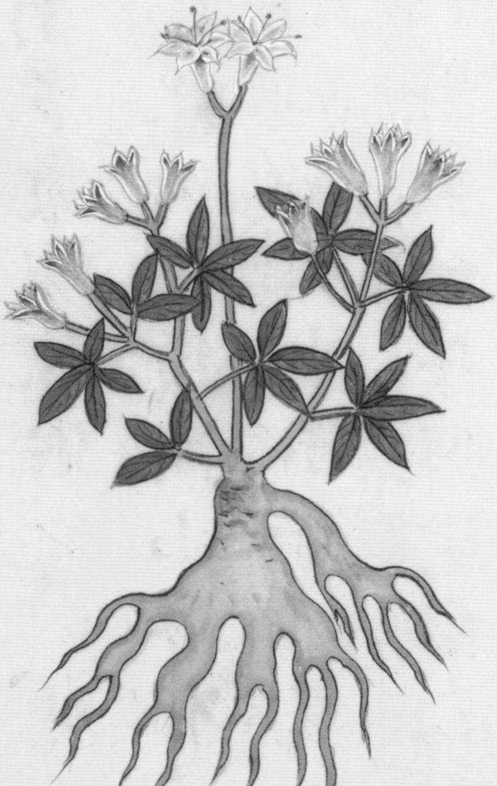

狼把草秋穗子並染皂黑人髭鬢髮令人不老生山道傍

圖經曰狼把草主療丈夫血痢不療婦人若患積年疳痢即用其根俗間頻服有効患血痢者取草二斤擣絞取汁一小升內白麵半雞子許和之調令勻空服頓服之極重者不過三服若無生者但收取苗陰乾擣為散患痢者取散一方寸匕和蜜水半盞服之効令按别錄云狼把草出近道古方未見其用者雖陳藏器嘗言其黑人髭鬢髮令不老生道傍然未甚詳悉太宗皇帝御書

記其主療甚為精至謹用書
于本草圖經外類篇首云

藒（音挈）車香味辛溫主鬼氣去臭及蟲魚蛀蚛生彭城高數尺白花爾雅曰藒車芞（音乞）輿郛注云香草也廣志云黃葉白花也

海藥云按廣志云生海南山谷陳氏云生徐州微寒無毒主霍亂辟惡氣薰衣甚好齊民要術云凡諸樹木蛀者煎此香冷淋之善辟蛀蚛也

朝生暮落花主惡瘡疽䘌疥癬蟻瘻等並

日乾末和油塗之生糞穢處頭如筆紫色
朝生暮死小兒呼為狗溺臺又名鬼筆菌
從地出者皆主瘡疥牛糞上黑菌尤佳更
有燒作灰地經秋雨生菌重臺名仙人帽
大主血
衝洞根味苦平無毒主熱毒蛇犬蟲癰瘡
等毒功用同陳家白藥苗蔓不相似嶺南
恩州取根陰乾

海藥云謹按廣州記云生嶺南及海隅苗蔓如土瓜根相似味辛温無毒主一切毒氣及蛇傷並取其根磨服之應是着諸般毒悉皆吐出

井口邊草主小兒夜啼着母席下勿令母知

狢耳草主溪毒射工絞取汁服滓傅瘡上血

別錄云狢耳多種未知何是菘菜白葉者亦名狢耳顏氏家訓馬莧一

名𤝔耳馬𧆑莧也又車
前葉圓者亦名𤝔耳
燈花末傅金瘡止血生肉令瘡黑令燭花
落有喜事不爾得錢之兆也
千金䕩草主蛇蠍蟲咬等毒取草擣傅瘡
上生肌止痛生江南高二三尺也
斷䕯草主丁瘡合白牙堇恥六反羊蹄菜也菜青
苔半夏地骨皮蜂窠小兒髮緋帛並等分
燒作灰五月五日和諸藥末服一匕下根

出也

百草灰主腋臭及金瘡五月五日採露取之一百種陰乾燒灰作以井花水為團重燒令白以釅醋和為餅腋下挾之乾即易當抽一身痛悶瘡出即止以水小便洗之不過三兩度又主金瘡止血生肌取灰和石灰為團燒令白刮傅瘡上

產死婦人塜上草主小兒醋瘡取之勿回

顧作浴湯洗之不過三度佳
孝子衫襟灰傅面黙
靈床下鞋履主脚氣

本草品彙精要卷之十四 十三